艾叶草阅读

U0277312

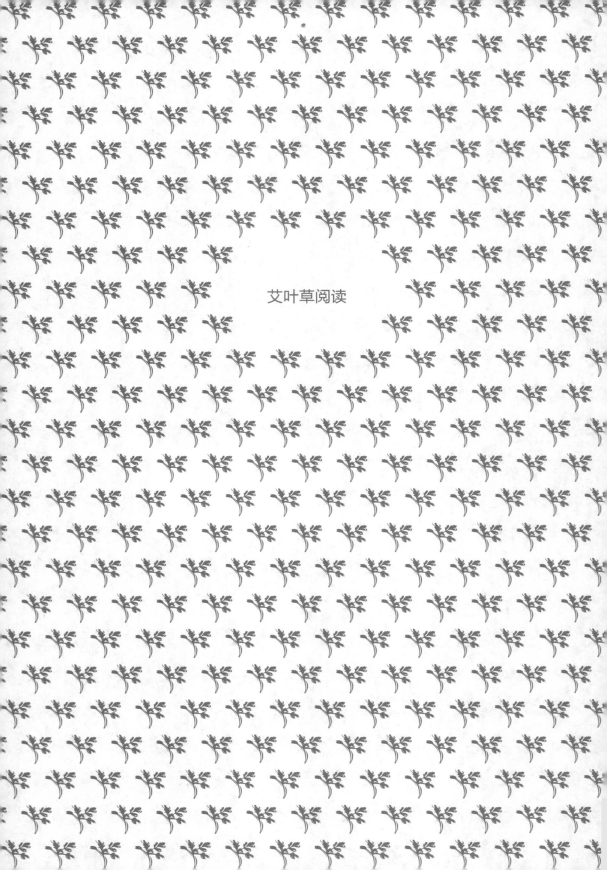

艾叶草阅读

健康品质生活丛书

传染病防治216问

施水泉　编著

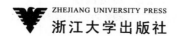

ZHEJIANG UNIVERSITY PRESS
浙江大学出版社

图书在版编目(CIP)数据

传染病防治216问/施水泉编著.—杭州：浙江大学
出版社，2014.6
ISBN 978-7-308-13169-8

Ⅰ.①传…　Ⅱ.①施…　Ⅲ.①传染病防治-问题解答
Ⅳ.①R183-44

中国版本图书馆CIP数据核字(2014)第094504号

传染病防治216问

施水泉　编著

丛书策划	阮海潮 (ruanhc@zju.edu.cn)
责任编辑	冯其华 (zupfqh@zju.edu.cn)
封面设计	续设计
出版发行	浙江大学出版社
	(杭州市天目山路148号　邮政编码 310007)
	(网址：http://www.zjupress.com)
排　　版	浙江时代出版服务有限公司
印　　刷	杭州余杭人民印刷有限公司
开　　本	710mm×1000mm　1/16
印　　张	13.25
字　　数	235千
版 印 次	2014年6月第1版　2014年6月第1次印刷
书　　号	ISBN 978-7-308-13169-8
定　　价	29.80元

前　言

　　半个多世纪以来，随着经济和社会的不断发展、预防和循证医学的长足进步、抗微生物药物的陆续开发，人类对传染性疾病的防与控呈现了许多动态变化。其中，一些传染病被消灭，如天花。一些传染病通过免疫接种和现代疾控策略等得到了有效的控制，如白喉、百日咳、破伤风、脊髓灰质炎、麻疹、乙型病毒性肝炎、流行性脑脊髓膜炎、流行性乙型脑炎、流行性腮腺炎和甲型病毒性肝炎等。另外，一些新的传染病被发现，如艾滋病。目前，艾滋病已在全球迅猛蔓延、肆虐，使地球上的每一个国家都经受着严峻的考验。进入21世纪，人畜(禽)共患的传染病频繁袭击人类，如传染性非典型肺炎(SARS)、禽流感等。此外，一些旧有的传染病死灰复燃，如20世纪50年代已绝迹的梅毒、淋病、尖锐湿疣等性病。因复杂的社会原因，肺结核的发病率也逐年上升。

　　可见，当今传染病的防控形势依然十分严峻。大多数旧有的传染病还在蔓延或重新肆虐，而新发现、多变异或尚无疫苗预防的传染病原随时都可能引起疫情暴发，有害生物因子泄露与人为生物恐怖袭击事件也随时可能影响社会稳定。全球气候变暖有利于致病微生物的生长和扩散；交通便捷，商贸频繁，旅行交往增加，原本地区局限性的疫情，常可迅速呈现国际性传播之态势，成为全球性的公共卫生问题。

在各类传染病的预防与控制过程中，健康教育(health education)、健康促进(health promotion)起着举足轻重的作用。无论是在传染病发生的前期、中期还是后期，人们应用已掌握的知识，广泛协调社会各相关部门以及社区、家庭和个人，运用一切手段(包括经济、法律和政府行为等)，将传染病消灭在萌芽之中；即使传染病已经发生，也可以将流行程度和经济损失降至最低限度。

鉴于此，我们编著了这本传染病防治小册子，列入其中的传染病有近30种，绝大多数是近几年常见的、新发的、死灰复燃的，也有偶尔大暴发的。本书以传染病防控实践经验为基础，结合我国传染病防控实际情况，以问答的形式，介绍了传染病的相关法律、政策和理论，以及实际防治规范和流程，其目的是使广大读者掌握系统的传染病知识，明白传染病防治的道理，当某一种传染病突如其来时，使自己的行为更加积极、主动。

目　录

第一章　传染病防治政策法规

第二章　传染病防控概论

第三章　预防传染病的良好卫生习惯

第四章　免疫接种预防传染病

第五章　流行性感冒预防方法

第六章　呼吸道传染病预防方法

第七章　病毒性肝炎预防方法

第八章　肠道传染病预防方法

第九章　性病及艾滋病预防方法

第十章　人与动物共患传染病预防方法

第十一章　虫媒传染病预防方法

第十二章　其他传染病预防方法

第一章　传染病防治政策法规

1.《中华人民共和国传染病防治法》包含几大部分？

《中华人民共和国传染病防治法》（以下简称《传染病防治法》）在1989年2月21日第七届全国人民代表大会常务委员会第六次会议上通过；2004年8月28日，第十届全国人民代表大会常务委员会第十一次会议对其作了修订；2004年8月28日，中华人民共和国主席令第十七号公布；自2004年12月1日起施行。曾经两次进行新增。

2008年5月2日起，在丙类传染病中新增"手足口病"病种；2009年4月30日起，在乙类传染病中新增"甲型 H_1N_1 流感"病种。

它主要包含了以下几大部分的内容：总则，传染病预防，疫情报告、通报和公布，疫情控制，医疗救治，监督管理，保障措施，法律责任，附则。

2. 我国法定传染病有多少种？

《传染病防治法》规定报告的传染病分为甲类、乙类和丙类三大类，共39种。

甲类传染病包括鼠疫和霍乱，共2种。

乙类传染病包括传染性非典型肺炎、艾滋病、病毒性肝炎、脊髓灰质炎、人感染高致病性禽流感、麻疹、流行性出血热、狂犬病、流行性乙型脑炎、登革热、炭疽、细菌性和阿米巴性痢疾、肺结核、伤寒和副伤寒、流行性脑脊髓膜炎、百日咳、白喉、新生儿破伤风、猩红热、布鲁菌病、淋病、梅毒、钩端螺旋体病、血吸虫病、疟疾和甲型H_1N_1流感，共26种。

丙类传染病包括流行性感冒、流行性腮腺炎、风疹、急性出血性结膜炎、麻风病、流行性和地方性斑疹伤寒、黑热病、包虫病、丝虫病，除霍乱、细菌性和阿米巴性痢疾、伤寒和副伤寒以外的感染性腹泻病、手足口病，共11种。

第十届全国人民代表大会常务委员会第十一次会议修订后的新《传染病防治法》有如下变化：非典、禽流感列入乙类，但按甲类传染病对待；将原来的艾滋病按照甲类传染病管理改为按照一般乙类传染病管理。除此之外，新《传染病防治法》还留下一个口子，以防备未列入名录的其他传染病暴发、流行以及突发原因不明的传染病发生。根据其暴发、流行情况和危害程度，需要列入乙类、丙类传染病的，由国务院卫生行政部门决定并予以公布。

甲类传染病是要强制管理的，乙类传染病是要严格管理的，丙类传染病是要监测管理的。任何人发现传染病患者或疑似传染病患者时，均应及时向当地疾病控制部门报告，各地疾病预防控制中心（简称"疾控中心"）则应按不同种类的传染病采取必要的隔离、预防、控制等措施，管理好传染源。

3.《传染病防治法》对预防控制与消除传染病有哪些规定？

《传染病防治法》对预防控制与消除传染病的规定如下。

第一条 为了预防、控制和消除传染病的发生与流行，保障人体健康和公共卫生，制定本法。

第二条 国家对传染病防治实行预防为主的方针，防治结合、分类管理、依靠科学、依靠群众。

第三条 本法规定的传染病分为甲类、乙类和丙类。共39种。

第四条 对乙类传染病中传染性非典型肺炎、炭疽中的肺炭疽和人感染高致病性禽流感，采取本法所称甲类传染病的预防、控制措施。其他乙类传染病和突发原因不明的传染病需要采取本法所称甲类传染病的预防、控制措施的，由国务院卫生行政部门及时报经国务院批准后予以公布、实施。

省、自治区、直辖市人民政府对本行政区域内常见、多发的其他地方性传染病，可以根据情况决定按照乙类或者丙类传染病管理并予以公布，报国务院卫生行政部门备案。

4. 各级政府部门对防治传染病有哪些法定责任？

各级政府部门对防治传染病的法定责任如下。

第五条 各级人民政府领导传染病防治工作。

县级以上人民政府制定传染病防治规划并组织实施，建立健全传染病防治的疾病预防控制、医疗救治和监督管理体系。

第六条 国务院卫生行政部门主管全国传染病防治及其监督管理工作。县级以上地方人民政府卫生行政部门负责本行政区域内的传染病防治及其监督管理工作。

县级以上人民政府其他部门在各自的职责范围内负责传染病防治工作。

军队的传染病防治工作，依照本法和国家有关规定办理，由中国人民解放军卫生主管部门实施监督管理。

5. 各级医疗机构对防治传染病有哪些法定责任？

各级医疗机构对防治传染病的法定责任如下。

第七条 各级疾病预防控制机构承担传染病监测、预测、流行病学调查、疫情报告以及其他预防、控制工作。

医疗机构承担与医疗救治有关的传染病防治工作和责任区域内的传染病预防工作。城市社区和农村基层医疗机构在疾病预防控制机构的指导下，承担城市社区、农村基层相应的传染病防治工作。

第八条 国家发展现代医学和中医药等传统医学，支持和鼓励开展传染病防治的科学研究，提高传染病防治的科学技术水平。

国家支持和鼓励开展传染病防治的国际合作。

6. 防治传染病，社会和个人有哪些法定责任？

防治传染病，社会和个人的法定责任如下。

第九条　国家支持和鼓励单位和个人参与传染病防治工作。各级人民政府应当完善有关制度，方便单位和个人参与防治传染病的宣传教育、疫情报告、志愿服务和捐赠活动。

居民委员会、村民委员会应当组织居民、村民参与社区、农村的传染病预防与控制活动。

第十条　国家开展预防传染病的健康教育。新闻媒体应当无偿开展传染病防治和公共卫生教育的公益宣传。

各级各类学校应当对学生进行健康知识和传染病预防知识的教育。

医学院校应当加强预防医学教育和科学研究，对在校学生以及其他与传染病防治相关人员进行预防医学教育和培训，为传染病防治工作提供技术支持。

疾病预防控制机构、医疗机构应当定期对其工作人员进行传染病防治知识、技能的培训。

7. 传染病防控好与坏，在奖惩上有哪些法定体现？

传染病防控好与坏，在奖惩上的法定体现如下。

第十一条　对在传染病防治工作中做出显著成绩和贡献的单位和个人，给予表彰和奖励。

对因参与传染病防治工作致病、致残、死亡的人员，按照有关规定给予补助、抚恤。

第十二条　在中华人民共和国领域内的一切单位和个人，必须接受疾病预防控制机构、医疗机构有关传染病的调查、检验、采集样本、隔离治疗等预防、控制措施，如实提供有关情况。疾病预防控制机构、医疗机构不得泄露涉及个人隐私的有关信息、资料。

卫生行政部门以及其他有关部门、疾病预防控制机构和医疗机构因违法实施行政管理或者预防、控制措施，侵犯单位和个人合法权益的，有关单位和个人可以依法申请行政复议或者提起诉讼。

8. 社会各部门在传染病预防上有哪些法定责任？

社会各部门在传染病预防上的法定责任如下。

第十三条 各级人民政府组织开展群众性卫生活动，进行预防传染病的健康教育，倡导文明健康的生活方式，提高公众对传染病的防治意识和应对能力，加强环境卫生建设，消除鼠害和蚊、蝇等病媒生物的危害。

各级人民政府农业、水利、林业行政部门按照职责分工负责指导和组织消除农田、湖区、河流、牧场、林区的鼠害与血吸虫危害，以及其他传播传染病的动物和病媒生物的危害。

铁路、交通、民用航空行政部门负责组织消除交通工具以及相关场所的鼠害和蚊、蝇等病媒生物的危害。

第十四条 地方各级人民政府应当有计划地建设和改造公共卫生设施，改善饮用水卫生条件，对污水、污物、粪便进行无害化处置。

9.《传染病防治法》对预防接种有哪些规定？

《传染病防治法》对预防接种的规定如下。

第十五条 国家实行有计划的预防接种制度。国务院卫生行政部门和省、自治区、直辖市人民政府卫生行政部门，根据传染病预防、控制的需要，制定传染病预防接种规划并组织实施。用于预防接种的疫苗必须符合国家质量标准。

国家对儿童实行预防接种证制度。国家免疫规划项目的预防接种实行免费。医疗机构、疾病预防控制机构与儿童的监护人应当相互配合，保证儿童及时接受预防接种。具体办法由国务院制定。

10. 关心、帮助传染病患者有哪些法定内容？

关心、帮助传染病患者的法定内容如下。

第十六条 国家和社会应当关心、帮助传染病病人、病原携带者和疑似传染病病人，使其得到及时救治。任何单位和个人不得歧视传染病病人、病原携带者和疑似传染病病人。

传染病病人、病原携带者和疑似传染病病人，在治愈前或者在排除传染病嫌疑前，不得从事法律、行政法规和国务院卫生行政部门规定禁止从事的易使该传染病扩散的工作。

11. 传染病监测有哪些法定规定？

传染病监测的法定规定如下。

第十七条　国家建立传染病监测制度。

国务院卫生行政部门制定国家传染病监测规划和方案。省、自治区、直辖市人民政府卫生行政部门根据国家传染病监测规划和方案，制定本行政区域的传染病监测计划和工作方案。

各级疾病预防控制机构对传染病的发生、流行以及影响其发生、流行的因素，进行监测；对国外发生、国内尚未发生的传染病或者国内新发生的传染病，进行监测。

12. 各级疾控机构在传染病防控中要履行哪些法定职责？

各级疾控机构在传染病防控中要履行的法定职责如下。

第十八条　各级疾病预防控制机构在传染病预防控制中履行下列职责：

(1)实施传染病预防控制规划、计划和方案；

(2)收集、分析和报告传染病监测信息，预测传染病的发生、流行趋势；

(3)开展对传染病疫情和突发公共卫生事件的流行病学调查、现场处理及其效果评价；

(4)开展传染病实验室检测、诊断、病原学鉴定；

(5)实施免疫规划，负责预防性生物制品的使用管理；

(6)开展健康教育、咨询，普及传染病防治知识；

(7)指导、培训下级疾病预防控制机构及其工作人员开展传染病监测工作；

(8)开展传染病防治应用性研究和卫生评价，提供技术咨询。

　　国家、省级疾病预防控制机构负责对传染病发生、流行以及分布进行监测，对重大传染病流行趋势进行预测，提出预防控制对策，参与并指导对暴发的疫情进行调查处理，开展传染病病原学鉴定，建立检测质量控制体系，开展应用性研究和卫生评价。

　　设区的市和县级疾病预防控制机构负责传染病预防控制规划、方案的落实，组织实施免疫、消毒、控制病媒生物的危害，普及传染病防治知识，负责本地区疫情和突发公共卫生事件监测、报告，开展流行病学调查和常见病原微生物检测。

13.《传染病防治法》在建立传染病预警方面有哪些规定？

　　《传染病防治法》在建立传染病预警方面的规定如下。

　　第十九条　国家建立传染病预警制度。

　　国务院卫生行政部门和省、自治区、直辖市人民政府根据传染病发生、流行趋势的预测，及时发出传染病预警，根据情况予以公布。

　　第二十条　县级以上地方人民政府应当制定传染病预防、控制预案，报上一级人民政府备案。

　　传染病预防、控制预案应当包括以下主要内容：

　　(1)传染病预防控制指挥部的组成和相关部门的职责；

　　(2)传染病的监测、信息收集、分析、报告、通报制度；

　　(3)疾病预防控制机构、医疗机构在发生传染病疫情时的任务与职责；

　　(4)传染病暴发、流行情况的分级以及相应的应急工作方案；

　　(5)传染病预防、疫点疫区现场控制，应急设施、设备、救治药品和医疗器械以及其他物资和技术的储备与调用。

　　地方人民政府和疾病预防控制机构接到国务院卫生行政部门或者省、自治区、直辖市人民政府发出的传染病预警后，应当按照传染病预防、控制预案，采取相应的预防、控制措施。

14. 医疗机构在执行《传染病防治法》时有哪些责任？

　　医疗机构在执行《传染病防治法》时的责任如下。

第二十一条　医疗机构必须严格执行国务院卫生行政部门规定的管理制度、操作规范，防止传染病的医源性感染和医院感染。

医疗机构应当确定专门的部门或者人员，承担传染病疫情报告、本单位的传染病预防、控制以及责任区域内的传染病预防工作；承担医疗活动中与医院感染有关的危险因素监测、安全防护、消毒、隔离和医疗废物处置工作。

疾病预防控制机构应当指定专门人员负责对医疗机构内传染病预防工作进行指导、考核，开展流行病学调查。

第二十二条　疾病预防控制机构、医疗机构的实验室和从事病原微生物实验的单位，应当符合国家规定的条件和技术标准，建立严格的监督管理制度，对传染病病原体样本按照规定的措施实行严格监督管理，严防传染病病原体的实验室感染和病原微生物的扩散。

第二十三条　采供血机构、生物制品生产单位必须严格执行国家有关规定，保证血液、血液制品的质量。禁止非法采集血液或者组织他人出卖血液。

疾病预防控制机构、医疗机构使用血液和血液制品，必须遵守国家有关规定，防止因输入血液、使用血液制品引起经血液传播疾病的发生。

15.《传染病防治法》对哪些传染病防治有特别强调？

《传染病防治法》特别强调的传染病如下。

第二十四条　各级人民政府应当加强艾滋病的防治工作，采取预防、控制措施，防止艾滋病的传播。具体办法由国务院制定。

第二十五条　县级以上人民政府农业、林业行政部门以及其他有关部门，依据各自的职责负责与人畜共患传染病有关的动物传染病的防治管理工作。

与人畜共患传染病有关的野生动物、家畜家禽，经检疫合格后，方可出售、运输。

16.《传染病防治法》对建立传染病菌种、
毒种库有哪些规定？

《传染病防治法》对建立传染病菌种、毒种库的规定如下。

第二十六条　国家建立传染病菌种、毒种库。

对传染病菌种、毒种和传染病检测样本的采集、保藏、携带、运输和使用实行分类管理，建立健全严格的管理制度。

对可能导致甲类传染病传播的以及国务院卫生行政部门规定的菌种、毒种和传染病检测样本，确需采集、保藏、携带、运输和使用的，须经省级以上人民政府卫生行政部门批准。具体办法由国务院制定。

17.《传染病防治法》对传染病消毒有哪些规定？

《传染病防治法》对传染病消毒的规定如下。

第二十七条　对被传染病病原体污染的污水、污物、场所和物品，有关单位和个人必须在疾病预防控制机构的指导下或者按照其提出的卫生要求，进行严格消毒处理；拒绝消毒处理的，由当地卫生行政部门或者疾病预防控制机构进行强制消毒处理。

第二十八条　在国家确认的自然疫源地计划兴建水利、交通、旅游、能源等大型建设项目的，应当事先由省级以上疾病预防控制机构对施工环境进行卫生调查。建设单位应当根据疾病预防控制机构的意见，采取必要的传染病预防、控制措施。施工期间，建设单位应当设专人负责工地上的卫生防疫工作。工程竣工后，疾病预防控制机构应当对可能发生的传染病进行监测。

第二十九条　用于传染病防治的消毒产品、饮用水供水单位供应的饮用水和涉及饮用水卫生安全的产品，应当符合国家卫生标准和卫生规范。

饮用水供水单位从事生产或者供应活动，应当依法取得卫生许可证。

生产用于传染病防治的消毒产品的单位和生产用于传染病防治的消毒产品，应当经省级以上人民政府卫生行政部门审批。具体办法由国务院制定。

18.《传染病防治法》对"疫情报告"有哪些规定？

《传染病防治法》对"疫情报告"的规定如下。

第三十条　疾病预防控制机构、医疗机构和采供血机构及其执行职务的人员发现本法规定的传染病疫情或者发现其他传染病暴发、流行以及突发原因不明的传染病时，应当遵循疫情报告属地管理原则，按照国务院规定的或者国务院卫生行政部门规定的内容、程序、方式和时限报告。

军队医疗机构向社会公众提供医疗服务，发现前款规定的传染病疫情时，应当按照国务院卫生行政部门的规定报告。

第三十一条　任何单位和个人发现传染病病人或者疑似传染病病人时，应当及时向附近的疾病预防控制机构或者医疗机构报告。

第三十二条　港口、机场、铁路疾病预防控制机构以及国境卫生检疫机关发现甲类传染病病人、病原携带者、疑似传染病病人时，应当按照国家有关规定立即向国境口岸所在地的疾病预防控制机构或者所在地县级以上地方人民政府卫生行政部门报告并互相通报。

第三十三条　疾病预防控制机构应当主动收集、分析、调查、核实传染病疫情信息。接到甲类、乙类传染病疫情报告或者发现传染病暴发、流行时，应当立即报告当地卫生行政部门，由当地卫生行政部门立即报告当地人民政府，同时报告上级卫生行政部门和国务院卫生行政部门。

疾病预防控制机构应当设立或者指定专门的部门、人员负责传染病疫情信息管理工作，及时对疫情报告进行核实、分析。

第三十四条　县级以上地方人民政府卫生行政部门应当及时向本行政区域内的疾病预防控制机构和医疗机构通报传染病疫情以及监测、预警的相关信息。接到通报的疾病预防控制机构和医疗机构应当及时告知本单位的有关人员。

第三十五条　国务院卫生行政部门应当及时向国务院其他有关部门和各省、自治区、直辖市人民政府卫生行政部门通报全国传染病疫情以及监测、预警的相关信息。

毗邻的以及相关的地方人民政府卫生行政部门，应当及时互相通报本行政区域的传染病疫情以及监测、预警的相关信息。

县级以上人民政府有关部门发现传染病疫情时，应当及时向同级人民政府卫生行政部门通报。

中国人民解放军卫生主管部门发现传染病疫情时，应当向国务院卫生行政部门通报。

第三十六条　动物防疫机构和疾病预防控制机构，应当及时互相通报动物间和人间发生的人畜共患传染病疫情以及相关信息。

第三十七条　依照本法的规定负有传染病疫情报告职责的人民政府有

关部门、疾病预防控制机构、医疗机构、采供血机构及其工作人员，不得隐瞒、谎报、缓报传染病疫情。

19.《传染病防治法》对传染病疫情公布有哪些规定？

《传染病防治法》对传染病疫情公布的规定如下。

第三十八条 国家建立传染病疫情信息公布制度。

国务院卫生行政部门定期公布全国传染病疫情信息。省、自治区、直辖市人民政府卫生行政部门定期公布本行政区域的传染病疫情信息。

传染病暴发、流行时，国务院卫生行政部门负责向社会公布传染病疫情信息，并可以授权省、自治区、直辖市人民政府卫生行政部门向社会公布本行政区域的传染病疫情信息。

公布传染病疫情信息应当及时、准确。

20. 医疗机构发现甲类传染病时，应当
采取哪些法律规定的措施？

医疗机构发现甲类传染病时，应当采取的规定措施如下。

第三十九条 医疗机构发现甲类传染病时，应当及时采取下列措施：

(1)对病人、病原携带者，予以隔离治疗，隔离期限根据医学检查结果确定；

(2)对疑似病人，确诊前在指定场所单独隔离治疗；

(3)对医疗机构内的病人、病原携带者、疑似病人的密切接触者，在指定场所进行医学观察和采取其他必要的预防措施。

拒绝隔离治疗或者隔离期未满擅自脱离隔离治疗的，可以由公安机关协助医疗机构采取强制隔离治疗措施。

医疗机构发现乙类或者丙类传染病病人，应当根据病情采取必要的治疗和控制传播措施。

医疗机构对本单位内被传染病病原体污染的场所、物品以及医疗废物，必须依照法律、法规的规定实施消毒和无害化处置。

21. 发现传染病疫情，疾控机构应当采取哪些措施？

发现传染病疫情，疾控机构应当采取的措施如下。

第四十条　疾病预防控制机构发现传染病疫情或者接到传染病疫情报告时，应当及时采取下列措施：

(1)对传染病疫情进行流行病学调查，根据调查情况提出划定疫点、疫区的建议，对被污染的场所进行卫生处理，对密切接触者，在指定场所进行医学观察和采取其他必要的预防措施，并向卫生行政部门提出疫情控制方案；

(2)传染病暴发、流行时，对疫点、疫区进行卫生处理，向卫生行政部门提出疫情控制方案，并按照卫生行政部门的要求采取措施；

(3)指导下级疾病预防控制机构实施传染病预防、控制措施，组织、指导有关单位对传染病疫情的处理。

22. 发现甲类传染病，政府部门可以采取哪些紧急措施？

发现甲类传染病，政府部门可以采取的紧急措施如下。

第四十一条　对已经发生甲类传染病病例的场所或者该场所内的特定区域的人员，所在地的县级以上地方人民政府可以实施隔离措施，并同时向上一级人民政府报告；接到报告的上级人民政府应当即时作出是否批准的决定。上级人民政府作出不予批准决定的，实施隔离措施的人民政府应当立即解除隔离措施。

在隔离期间，实施隔离措施的人民政府应当对被隔离人员提供生活保障；被隔离人员有工作单位的，所在单位不得停止支付其隔离期间的工作报酬。

隔离措施的解除，由原决定机关决定并宣布。

第四十二条　传染病暴发、流行时，县级以上地方人民政府应当立即组织力量，按照预防、控制预案进行防治，切断传染病的传播途径，必要时，报经上一级人民政府决定，可以采取下列紧急措施并予以公告：

（1）限制或者停止集市、影剧院演出或者其他人群聚集的活动；

（2）停工、停业、停课；

（3）封闭或者封存被传染病病原体污染的公共饮用水源、食品以及相关物品；

（4）控制或者扑杀染疫野生动物、家畜家禽；

（5）封闭可能造成传染病扩散的场所。

上级人民政府接到下级人民政府关于采取前款所列紧急措施的报告时，应当即时作出决定。

紧急措施的解除，由原决定机关决定并宣布。

第四十三条 甲类、乙类传染病暴发、流行时，县级以上地方人民政府报经上一级人民政府决定，可以宣布本行政区域部分或者全部为疫区；国务院可以决定并宣布跨省、自治区、直辖市的疫区。县级以上地方人民政府可以在疫区内采取本法第四十二条规定的紧急措施，并可以对出入疫区的人员、物资和交通工具实施卫生检疫。

省、自治区、直辖市人民政府可以决定对本行政区域内的甲类传染病疫区实施封锁；但是，封锁大、中城市的疫区或者封锁跨省、自治区、直辖市的疫区，以及封锁疫区导致中断干线交通或者封锁国境的，由国务院决定。

疫区封锁的解除，由原决定机关决定并宣布。

第四十四条 发生甲类传染病时，为了防止该传染病通过交通工具及其乘运的人员、物资传播，可以实施交通卫生检疫。具体办法由国务院制定。

23. 传染病暴发流行时，政府部门有权采取哪些紧急措施？

传染病暴发流行时，政府部门有权采取的紧急措施如下。

第四十五条 传染病暴发、流行时，根据传染病疫情控制的需要，国务院有权在全国范围或者跨省、自治区、直辖市范围内，县级以上地方人民政府有权在本行政区域内紧急调集人员或者调用储备物资，临时征用房屋、交通工具以及相关设施、设备。

紧急调集人员的，应当按照规定给予合理报酬。临时征用房屋、交通工具以及相关设施、设备的，应当依法给予补偿；能返还的，应当及时返还。

第四十六条 患甲类传染病、炭疽死亡的，应当将尸体立即进行卫生处理，就近火化。患其他传染病死亡的，必要时，应当将尸体进行卫生处理后火化或者按照规定深埋。

为了查找传染病病因，医疗机构在必要时可以按照国务院卫生行政部门的规定，对传染病病人尸体或者疑似传染病病人尸体进行解剖查验，并应当告知死者家属。

第四十七条 疫区中被传染病病原体污染或者可能被传染病病原体污染的物品，经消毒可以使用的，应当在当地疾病预防控制机构的指导下，进行消毒处理后，方可使用、出售和运输。

第四十八条 发生传染病疫情时，疾病预防控制机构和省级以上人民政府卫生行政部门指派的其他与传染病有关的专业技术机构，可以进入传染病疫点、疫区进行调查、采集样本、技术分析和检验。

第四十九条 传染病暴发、流行时，药品和医疗器械生产、供应单位应当及时生产、供应防治传染病的药品和医疗器械。铁路、交通、民用航空经营单位必须优先运送处理传染病疫情的人员以及防治传染病的药品和医疗器械。县级以上人民政府有关部门应当做好组织协调工作。

24. 对传染病实施"医疗救治"有哪些法律规定？

对传染病实施"医疗救治"的法律规定如下。

第五十条 县级以上人民政府应当加强和完善传染病医疗救治服务网络的建设，指定具备传染病救治条件和能力的医疗机构承担传染病救治任务，或者根据传染病救治需要设置传染病医院。

第五十一条 医疗机构的基本标准、建筑设计和服务流程，应当符合预防传染病医院感染的要求。

医疗机构应当按照规定对使用的医疗器械进行消毒；对按照规定一次使用的医疗器具，应当在使用后予以销毁。

医疗机构应当按照国务院卫生行政部门规定的传染病诊断标准和治疗要求，采取相应措施，提高传染病医疗救治能力。

第五十二条 医疗机构应当对传染病病人或者疑似传染病病人提供医疗救护、现场救援和接诊治疗，书写病历记录以及其他有关资料，并妥善保管。

医疗机构应当实行传染病预检、分诊制度；对传染病病人、疑似传染病病人，应当引导至相对隔离的分诊点进行初诊。医疗机构不具备相应救治能力的，应当将患者及其病历记录复印件一并转至具备相应救治能力的医疗机构。具体办法由国务院卫生行政部门规定。

25. 对传染病实施"监督管理"有哪些法律规定？

对传染病实施"监督管理"的法律规定如下。

第五十三条　县级以上人民政府卫生行政部门对传染病防治工作履行下列监督检查职责：

（1）对下级人民政府卫生行政部门履行本法规定的传染病防治职责进行监督检查；

（2）对疾病预防控制机构、医疗机构的传染病防治工作进行监督检查；

（3）对采供血机构的采供血活动进行监督检查；

（4）对用于传染病防治的消毒产品及其生产单位进行监督检查，并对饮用水供水单位从事生产或者供应活动以及涉及饮用水卫生安全的产品进行监督检查；

（5）对传染病菌种、毒种和传染病检测样本的采集、保藏、携带、运输、使用进行监督检查；

（6）对公共场所和有关单位的卫生条件和传染病预防、控制措施进行监督检查。

省级以上人民政府卫生行政部门负责组织对传染病防治重大事项的处理。

第五十四条　县级以上人民政府卫生行政部门在履行监督检查职责时，有权进入被检查单位和传染病疫情发生现场调查取证，查阅或者复制有关的资料和采集样本。被检查单位应当予以配合，不得拒绝、阻挠。

第五十五条　县级以上地方人民政府卫生行政部门在履行监督检查职责时，发现被传染病病原体污染的公共饮用水源、食品以及相关物品，如不及时采取控制措施可能导致传染病传播、流行的，可以采取封闭公共饮用水源、封存食品以及相关物品或者暂停销售的临时控制措施，并予以检验或者进行消毒。经检验，属于被污染的食品，应当予以销毁；对未被污染的食品或者经消毒后可以使用的物品，应当解除控制措施。

26. 在传染病防治上，卫生执法行为有哪些法律规定？

在传染病防治上，卫生执法行为的法律规定如下。

第五十六条　卫生行政部门工作人员依法执行职务时，应当不少于两人，并出示执法证件，填写卫生执法文书。

卫生执法文书经核对无误后，应当由卫生执法人员和当事人签名。当事人拒绝签名的，卫生执法人员应当注明情况。

第五十七条　卫生行政部门应当依法建立健全内部监督制度，对其工作人员依据法定职权和程序履行职责的情况进行监督。

上级卫生行政部门发现下级卫生行政部门不及时处理职责范围内的事项或者不履行职责的，应当责令纠正或者直接予以处理。

第五十八条　卫生行政部门及其工作人员履行职责，应当自觉接受社会和公民的监督。单位和个人有权向上级人民政府及其卫生行政部门举报违反本法的行为。接到举报的有关人民政府或者其卫生行政部门，应当及时调查处理。

27. 传染病防治"保障措施"有哪些法律规定？

传染病防治"保障措施"的法律规定如下。

第五十九条　国家将传染病防治工作纳入国民经济和社会发展计划，县级以上地方人民政府将传染病防治工作纳入本行政区域的国民经济和社会发展计划。

第六十条　县级以上地方人民政府按照本级政府职责负责本行政区域内传染病预防、控制、监督工作的日常经费。

国务院卫生行政部门会同国务院有关部门，根据传染病流行趋势，确定全国传染病预防、控制、救治、监测、预测、预警、监督检查等项目。中央财政对困难地区实施重大传染病防治项目给予补助。

省、自治区、直辖市人民政府根据本行政区域内传染病流行趋势，在国务院卫生行政部门确定的项目范围内，确定传染病预防、控制、监督等项目，并保障项目的实施经费。

第六十一条　国家加强基层传染病防治体系建设，扶持贫困地区和少数民族地区的传染病防治工作。

地方各级人民政府应当保障城市社区、农村基层传染病预防工作的经费。

28.《传染病防治法》对医疗救助有哪些规定？

《传染病防治法》对医疗救助的规定如下。

第六十二条　国家对患有特定传染病的困难人群实行医疗救助，减免医疗费用。具体办法由国务院卫生行政部门会同国务院财政部门等部门制定。

第六十三条　县级以上人民政府负责储备防治传染病的药品、医疗器械和其他物资，以备调用。

第六十四条　对从事传染病预防、医疗、科研、教学、现场处理疫情的人员，以及在生产、工作中接触传染病病原体的其他人员，有关单位应当按照国家规定，采取有效的卫生防护措施和医疗保健措施，并给予适当的津贴。

29. 在哪些情况下，《传染病防治法》对政府部门追究法律责任？

《传染病防治法》对政府部门法律责任的规定如下。

第六十五条　地方各级人民政府未依照本法的规定履行报告职责，或者隐瞒、谎报、缓报传染病疫情，或者在传染病暴发、流行时，未及时组织救治、采取控制措施的，由上级人民政府责令改正，通报批评；造成传染病传播、流行或者其他严重后果的，对负有责任的主管人员，依法给予行政处分；构成犯罪的，依法追究刑事责任。

第六十六条　县级以上人民政府卫生行政部门违反本法规定，有下列情形之一的，由本级人民政府、上级人民政府卫生行政部门责令改正，通报批评；造成传染病传播、流行或者其他严重后果的，对负有责任的主管人员和其他直接责任人员，依法给予行政处分；构成犯罪的，依法追究刑事责任：

(1)未依法履行传染病疫情通报、报告或者公布职责，或者隐瞒、谎报、缓报传染病疫情的；

(2)发生或者可能发生传染病传播时未及时采取预防、控制措施的；

(3)未依法履行监督检查职责，或者发现违法行为不及时查处的；

(4)未及时调查、处理单位和个人对下级卫生行政部门不履行传染病防治职责的举报的；

(5)违反本法的其他失职、渎职行为。

第六十七条 县级以上人民政府有关部门未依照本法的规定履行传染病防治和保障职责的，由本级人民政府或者上级人民政府有关部门责令改正，通报批评；造成传染病传播、流行或者其他严重后果的，对负有责任的主管人员和其他直接责任人员，依法给予行政处分；构成犯罪的，依法追究刑事责任。

30. 在哪些情况下，《传染病防治法》对疾控机构追究法律责任？

《传染病防治法》对疾控机构法律责任的规定如下。

第六十八条 疾病预防控制机构违反本法规定，有下列情形之一的，由县级以上人民政府卫生行政部门责令限期改正，通报批评，给予警告；对负有责任的主管人员和其他直接责任人员，依法给予降级、撤职、开除的处分，并可以依法吊销有关责任人员的执业证书；构成犯罪的，依法追究刑事责任：

(1)未依法履行传染病监测职责的；

(2)未依法履行传染病疫情报告、通报职责，或者隐瞒、谎报、缓报传染病疫情的；

(3)未主动收集传染病疫情信息，或者对传染病疫情信息和疫情报告未及时进行分析、调查、核实的；

(4)发现传染病疫情时，未依据职责及时采取本法规定的措施的；

(5)故意泄露传染病病人、病原携带者、疑似传染病病人、密切接触者涉及个人隐私的有关信息、资料的。

31. 在哪些情况下，《传染病防治法》对医疗机构和责任人追究法律责任或刑事责任？

《传染病防治法》对医疗机构法律责任或刑事责任的规定如下。

第六十九条　医疗机构违反本法规定，有下列情形之一的，由县级以上人民政府卫生行政部门责令改正，通报批评，给予警告；造成传染病传播、流行或者其他严重后果的，对负有责任的主管人员和其他直接责任人员，依法给予降级、撤职、开除的处分，并可以依法吊销有关责任人员的执业证书；构成犯罪的，依法追究刑事责任：

（1）未按照规定承担本单位的传染病预防、控制工作、医院感染控制任务和责任区域内的传染病预防工作的；

（2）未按照规定报告传染病疫情，或者隐瞒、谎报、缓报传染病疫情的；

（3）发现传染病疫情时，未按照规定对传染病病人、疑似传染病病人提供医疗救护、现场救援、接诊、转诊的，或者拒绝接受转诊的；

（4）未按照规定对本单位内被传染病病原体污染的场所、物品以及医疗废物实施消毒或者无害化处置的；

（5）未按照规定对医疗器械进行消毒，或者对按照规定一次使用的医疗器具未予销毁，再次使用的；

（6）在医疗救治过程中未按照规定保管医学记录资料的；

（7）故意泄露传染病病人、病原携带者、疑似传染病病人、密切接触者涉及个人隐私的有关信息、资料的。

32. 在哪些情况下，《传染病防治法》对采供血机构和责任人追究法律责任或刑事责任？

《传染病防治法》对采供血机构法律责任或刑事责任的规定如下。

第七十条　采供血机构未按照规定报告传染病疫情，或者隐瞒、谎报、缓报传染病疫情，或者未执行国家有关规定，导致因输入血液引起经血液传播疾病发生的，由县级以上人民政府卫生行政部门责令改正，通报批评，给予警告；造成传染病传播、流行或者其他严重后果的，对负有责任的主管人员和其他直接责任人员，依法给予降级、撤职、开除的处分，并可以依法吊销采供血机构的执业许可证；构成犯罪的，依法追究刑事责任。

非法采集血液或者组织他人出卖血液的，由县级以上人民政府卫生行政部门予以取缔，没收违法所得，可以并处十万元以下的罚款；构成犯罪的，依法追究刑事责任。

33. 在哪些情况下，《传染病防治法》对检疫机构和责任人追究法律责任或刑事责任？

《传染病防治法》对检疫机构法律责任或刑事责任的规定如下。

第七十一条　国境卫生检疫机关、动物防疫机构未依法履行传染病疫情通报职责的，由有关部门在各自职责范围内责令改正，通报批评；造成传染病传播、流行或者其他严重后果的，对负有责任的主管人员和其他直接责任人员，依法给予降级、撤职、开除的处分；构成犯罪的，依法追究刑事责任。

34. 在哪些情况下，《传染病防治法》对铁路、交通、民用航空追究法律责任？

《传染病防治法》对铁路、交通、民用航空法律责任的规定如下。

第七十二条　铁路、交通、民用航空经营单位未依照本法的规定优先运送处理传染病疫情的人员以及防治传染病的药品和医疗器械的，由有关部门责令限期改正，给予警告；造成严重后果的，对负有责任的主管人员和其他直接责任人员，依法给予降级、撤职、开除的处分。

35. 在哪些情况下，《传染病防治法》对社会公用产品和责任人追究法律责任或刑事责任？

《传染病防治法》对社会公用产品和责任人追究法律责任或刑事责任的规定如下。

第七十三条　违反本法规定，有下列情形之一，导致或者可能导致传染病传播、流行的，由县级以上人民政府卫生行政部门责令限期改正，没收违法所得，可以并处五万元以下的罚款；已取得许可证的，原发证部门可以依法暂扣或者吊销许可证；构成犯罪的，依法追究刑事责任：

(1)饮用水供水单位供应的饮用水不符合国家卫生标准和卫生规范的；

(2)涉及饮用水卫生安全的产品不符合国家卫生标准和卫生规范的；

(3)用于传染病防治的消毒产品不符合国家卫生标准和卫生规范的；

(4)出售、运输疫区中被传染病病原体污染或者可能被传染病病原体污染的物品，未进行消毒处理的；

(5)生物制品生产单位生产的血液制品不符合国家质量标准的。

36. 在哪些情况下，《传染病防治法》对技术失误追究法律责任或刑事责任？

《传染病防治法》对技术失误追究法律责任或刑事责任的规定如下。

第七十四条　违反本法规定，有下列情形之一的，由县级以上地方人民政府卫生行政部门责令改正，通报批评，给予警告，已取得许可证的，可以依法暂扣或者吊销许可证；造成传染病传播、流行以及其他严重后果的，对负有责任的主管人员和其他直接责任人员，依法给予降级、撤职、开除的处分，并可以依法吊销有关责任人员的执业证书；构成犯罪的，依法追究刑事责任：

(1)疾病预防控制机构、医疗机构和从事病原微生物实验的单位，不符合国家规定的条件和技术标准，对传染病病原体样本未按照规定进行严格管理，造成实验室感染和病原微生物扩散的；

(2)违反国家有关规定，采集、保藏、携带、运输和使用传染病菌种、毒种和传染病检测样本的；

(3)疾病预防控制机构、医疗机构未执行国家有关规定，导致因输入血液、使用血液制品引起经血液传播疾病发生的。

第七十五条　未经检疫出售、运输与人畜共患传染病有关的野生动物、家畜家禽的，由县级以上地方人民政府畜牧兽医行政部门责令停止违法行为，并依法给予行政处罚。

第七十六条　在国家确认的自然疫源地兴建水利、交通、旅游、能源等大型建设项目，未经卫生调查进行施工的，或者未按照疾病预防控制机构的意见采取必要的传染病预防、控制措施的，由县级以上人民政府卫生行政部门责令限期改正，给予警告，处五千元以上三万元以下的罚款；逾期不改正的，处三万元以上十万元以下的罚款，并可以提请有关人民政府依据职责权限，责令停建、关闭。

第七十七条 单位和个人违反本法规定，导致传染病传播、流行，给他人人身、财产造成损害的，应当依法承担民事责任。

37.《传染病防治法》中特殊用语知多少？

《传染病防治法》中的特殊用语如下。

第七十八条 本法中下列用语的含义：

(1)传染病病人、疑似传染病病人：指根据国务院卫生行政部门发布的《中华人民共和国传染病防治法规定管理的传染病诊断标准》，符合传染病病人和疑似传染病病人诊断标准的人。

(2)病原携带者：指感染病原体无临床症状但能排出病原体的人。

(3)流行病学调查：指对人群中疾病或者健康状况的分布及其决定因素进行调查研究，提出疾病预防控制措施及保健对策。

(4)疫点：指病原体从传染源向周围播散的范围较小或者单个疫源地。

(5)疫区：指传染病在人群中暴发、流行，其病原体向周围播散时所能波及的地区。

(6)人畜共患传染病：指人与脊椎动物共同罹患的传染病，如鼠疫、狂犬病、血吸虫病等。

(7)自然疫源地：指某些可引起人类传染病的病原体在自然界的野生动物中长期存在和循环的地区。

(8)病媒生物：指能够将病原体从人或者其他动物传播给人的生物，如蚊、蝇、蚤类等。

(9)医源性感染：指在医学服务中，因病原体传播引起的感染。

(10)医院感染：指住院病人在医院内获得的感染，包括在住院期间发生的感染和在医院内获得出院后发生的感染，但不包括入院前已开始或者入院时已处于潜伏期的感染。医院工作人员在医院内获得的感染也属医院感染。

(11)实验室感染：指从事实验室工作时，因接触病原体所致的感染。

(12)菌种、毒种：指可能引起本法规定的传染病发生的细菌菌种、病毒毒种。

(13)消毒：指用化学、物理、生物的方法杀灭或者消除环境中的病原微生物。

(14)疾病预防控制机构：指从事疾病预防控制活动的疾病预防控制中心以及与上述机构业务活动相同的单位。

(15)医疗机构：指按照《医疗机构管理条例》取得医疗机构执业许可证，从事疾病诊断、治疗活动的机构。

第七十九条 传染病防治中有关食品、药品、血液、水、医疗废物和病原微生物的管理以及动物防疫和国境卫生检疫，本法未规定的，分别适用其他有关法律、行政法规的规定。

第八十条 本法自2004年12月1日起施行。

第二章 传染病防控概论

38. 传染病是什么类型的疾病？

什么是传染病？

从字面上理解，传染病是可以在人与人之间、动物与人之间及动物与动物之间相互传的疾病。医学上的解释是，由病原体传染所引起的疾病称为传染病，如肺结核、麻风、天花、伤寒、狂犬病、流感和布鲁菌病等。

传染病是怎么分类的？

传染病的分类方法有很多种。

（1）根据病原体的不同，可以分为病毒性传染病、细菌性传染病及衣原体传染病。

（2）根据传播途径的不同，可以分为呼吸道传染病、肠道传染病、皮肤性传染病及人畜共患性传染病。

（3）根据病程长短的不同，可以分为急性传染病和慢性传染病。

39. 传染病对人类有哪些危害？

自古以来，传染病的流行给人类造成了巨大的危害。在公元6—19世纪间，鼠疫在全球发生了3次大流行，波及亚、欧、美和非洲60多个国家，死亡人数达千万。自1817年以来，霍乱已经在全球发生7次大流行，死亡人数也以千万计。1918年暴发的"西班牙流感"，造成全球2000余万人染病死亡。传染病给人类造成的损失远远超过历史上所有战争的总和。传染病不仅威胁人类健康和生命，而且会导致社会严重衰退，甚至造成国家消亡。

随着科学的发展，许多对人类具有严重威胁性的传染病得到了有效的控制。特别是在1980年5月，世界卫生组织宣布全球消灭了天花，极大地增强了人们战胜传染病的信心。但是，总体而言，人类当前面临的传染病流行与防控形势依然严峻。其中，既有传统传染病的持续流行或死灰复燃（如结核、流行性出血热、麻疹等），也有新发传染病的出现与流行（如传染性非典型肺炎及禽流感等）。2003年在我国暴发、流行并波及世界30多个国家和地区的传染性非典型肺炎，以及2009年3月发端于墨西哥并迅速在全球范围内蔓延、严重危害人类健康和生命的甲型 H_1N_1 流感，更向人类敲响了警钟：人类与传染病的斗争还远远没有结束。因此，传染病的防治仍是当前世界各国公共卫生工作的重要内容之一。

40. 传染病有哪些发病特点？

传染病，即传染性疾病，是由病原体引起的，能在人与人、动物与动物及人与动物之间相互传染的疾病。它是许多种疾病的总称，有如下几个特征：

（1）从感染到发病有四期。传染病一般要经过潜伏期、前驱期、发病期及恢复期四个阶段。

（2）都有病原体。每一种传染病都有它特异的病原体，如：结核病的病原体是结核杆菌；传染性非典型肺炎的病原体是新变异的冠状病毒；猩红热的病原体是溶血性链球菌；狂犬病的病原体是狂犬病病毒等。病原体主要包括病毒、细菌、真菌和寄生虫等，其中以病毒和细菌较为多见。

（3）都有传染性。这是传染病与非传染病的最显著区别。

（4）流行病学特征明显。传染病的流行特征主要表现在流行性，依据强度和广度分为散发、暴发流行和大流行、季节性和地方性三大特征。

（5）有病后免疫性。患者痊愈后，身体会对此种传染病产生抗病能力，即以后遇到相同的病原微生物就不会或不容易发病，医学上称为产生免疫力或免疫性。其他的疾病如非传染病就不具备上述后四个特征。

41. 传染病传染与流行必须具备哪些环节？

俗话说"无风不起浪"，传染病也不会无缘无故地传染或流行。专家指出，传染病的传染与流行必须同时具备传染源、传播途径和易感人群三大环节，缺一不可。这是传染病之所以能传染与流行的最根本条件。

传播环节之一：必须有传染源。

患者、病原体携带者和受感染的动物都是传染源。

患者是许多传染病的重要传染源，在麻疹、天花这两种传染病中，患者是唯一的传染源。

病原体携带者是指那些无病史、无症状但携带并排出病原体的人。这类人自身不发病，但他们可以传染某些传染病，如乙型病毒性肝炎病毒携带者。

以动物为传染源的传染病，称为动物源性传染病，如鼠疫、狂犬病及人禽流感等。

专家特别强调，并不是所有传染病的患者都是传染源，并不是接触传染病患者就一定会被传染，因为能否被传染还需要一定的传播途径。如艾滋病、丙型病毒性肝炎，健康者与这两种传染病患者的一般性日常生活和工作接触(如握手、拥抱、礼节性接吻、共用餐具和水杯、共用劳动工具、办公用品、钱币和其他无皮肤破损或无血液暴露的接触等)，是不会被传染的；患者咳嗽、打喷嚏不会传播这两类病毒，蚊虫叮咬也不会传播这两类病毒。

传播环节之二：必须具备传播途径。

每种传染病都有一种或数种传播途径(或方式)，常见的有以下几种：①呼吸道传播。含有病原体的飞沫通过空气的流动，经呼吸道感染(如流感、结核病、传染性非典型肺炎等)。②消化道传播。食用被病原体感染的水或食物而患病(如霍乱、伤寒、痢疾等)。③虫媒传播。通过被蚊虫叮咬吸血而传播某些传染病(如疟疾、流行性乙型脑炎、登革热等)。④接触传播。接触病原体污染物而感染某些传染病，皮肤接触、性交、输血、静脉吸毒等都可导致病原体的传播(如红眼病、乙型病毒性肝炎及艾滋病等)。也可把血液、体液传播单独列为一种方式。

传播环节之三：必须有易感人群。

易感人群是指对传染病的免疫力低，容易被感染的人群。人群的易感性取决于人群中的免疫状态。当易感者在某一特定人群中的比例达到一定程度，又有大量的传染源和合适的传播途径时，传染病的发生和流行将不可避免。

当然，传染病的发生和流行还受到自然因素和社会因素的影响。如出现洪涝等自然灾害时，可能造成伤寒、钩体病及血吸虫病等传染病的流行。如出现环境污染、不健康的生活方式及生活陋习等，可能诱使某些传染病发生，甚至招致新发传染病的流行。

42. 如何有效预防传染病流行？

目前，预防和控制传染病的流行已不是某一地区甚至某一国家的任务，也不是公共卫生机构的职责，而是一项全球性、全社会各个层面的共同行动。我国对传染病实行严格的控制和管理，颁布了防治传染病的相关法律。目前，有39种传染性疾病被纳入法定传染病管理：甲类传染病包括鼠疫和霍乱，乙类传染病包括传染性非典型肺炎、艾滋病、病毒性肝炎、甲型H_1N_1流感等26种，丙类传染病包括流行性感冒、流行性腮腺炎、手足口病等11种。

要有效预防传染病的发生与流行，关键在于有效切断传染病流行的传染源、传播途径、易感人群这三大环节形成的传播链。

预防传染病流行有如下三个策略：

（1）认真管理传染源。专家指出，要实施这一策略必须四管齐下：①发现传染病患者或疑似患者，要及时向附近医院或当地疾病预防控制中心报告。早发现、早报告、早隔离、早治疗是控制和消除传染病疫情的重要环节。②对病原携带者要及时发现，妥善管理。对从事饮食、水源、服务及托幼等行业的人群要依法定期体检，预防传播危险。③对受感染的动物要采取控制措施。如消灭老鼠预防鼠疫传播，扑杀狂犬等病畜预防狂犬病传播，杀灭瘟鸡预防人禽流感传播等。④为早期防控可能出现的传染源，要对密切接触者采取医学观察或留验等必要管理措施。

（2）切断传播途径。在公共场所和居所注意保持空气流通，有效降低致病微生物的空间浓度，必要时进行空气消毒等，可以预防流感等呼吸道传染病；饭前便后洗手，注意饮食卫生，保护水源，除四害等，可以预防痢疾等消化道传染病；采用药物驱杀蚊虫，大力开展爱国卫生运动等，可以预防虫媒传播的传染病；远离毒品，杜绝不洁性接触，提倡使用安全套等，可以预防艾滋病、性病、乙型病毒性肝炎和丙型病毒性肝炎等接触性传播的传染病。

（3）保护易感人群。主要有两种方法：一种是主动免疫法，通过接种疫苗，使人体产生免疫力，以达到预防的目的；另一种是被动免疫法，对易感人群注射抗体、免疫球蛋白等，以达到迅速、短暂的保护作用。在特定疫苗可预防的传染病流行季节到来之前或流行时，对特定地区、特定人群进行接种，能起到较好的保护作用。

人类是在与自然界相互适应、长期共处和不断斗争的过程中生存和发展的。在科学不发达的年代，传染病被老百姓称为瘟疫，当它突然来袭时，人们往往束手无策，坐以待毙。随着科学的进步，人类战胜传染病的能力也越来越强。许多传染病不仅能够被预防和控制，而且能够有效地治疗。如肆虐人类千百年的天花已被消灭，脊髓灰质炎在我国已宣布消除。2003年，传染性非典型肺炎在我国肆虐一时，党和政府领导人民，万众一心，群防群控，在较短的时间内扑灭了疫情，取得了抗击"非典"的阶段性胜利。

现在，传染病虽然不是人类的头号致命疾病，在许多针对性强的疫苗研制成功并广泛应用后，人们已经掌握战胜传染病的主动权。但是，新的传染病在不断地出现，一些消失的传染病也会死灰复燃。但是我们坚信，随着现代医学科技水平的不断发展，我们能够逐渐认识新出现的各种传染病，并采取强有力的措施，控制它们，战胜它们；同时，将一些已消失的传染病死灰复燃的可能性降到最低。

43. 有哪些传染病或其他疾病患者不能结婚？

我国《婚姻法》第七条规定的"医学上认为不能结婚的疾病"，主要依据是《中华人民共和国母婴保健法》（简称《母婴保健法》）和《传染病防治法》。

《母婴保健法》相关规定如下。

第八条　婚前医学检查包括对下列疾病的检查：

（1）严重遗传性疾病；

（2）指定传染病；

（3）有关精神病。

经婚前医学检查，医疗保健机构应当出具婚前医学检查证明。

第九条　经婚前医学检查，对患指定传染病在传染期内或者有关精神病在发病期内的，医师应当提出医学意见；准备结婚的男女双方应当暂缓结婚。

第三十八条　本法下列用语的含义：

指定传染病，是指《中华人民共和国传染病防治法》中规定的艾滋病、淋病、梅毒、麻风病以及医学上认为影响结婚和生育的其他传染病。

严重遗传性疾病，是指由于遗传因素先天形成，患者全部或者部分丧失自主生活能力，后代再现风险高，医学上认为不宜生育的遗传性疾病。

有关精神病，是指精神分裂症、躁狂抑郁型精神病以及其他重型精神病。

概括起来，不应当结婚或者应当暂缓结婚的疾病主要包括：重症精神病，即精神分裂症和躁狂抑郁症；重症智力低下者，即痴呆症；处于发病期间的法定传染病，包括未经治愈的梅毒、淋病、艾滋病、甲型病毒性肝炎、开放性肺结核及麻风病等。

44. 为什么说人类与传染病病原体的斗争是永恒的？

人类自有文字记载起，就记录有与传染病做斗争的史实。古希腊雅典的修昔底德，比较完整地记录了2400多年前，瘟疫几乎摧毁了整个雅典；1566年，人们记录了疯狗所致的狂犬病；1817—1923年，人们共记录了6次世界性的霍乱大流行，第7次大流行至2003年仍未停息；1918—1919年的"西班牙流感"导致2000余万人死亡；1981年发现的艾滋病已成为全球的公共卫生大问题，迄今为止，还活着的感染者就有4000多万，感染者人数还在攀升，而这个问题正困扰着每个国家；2002—2003年，西尼罗河病毒远涉重洋，导致美国和加拿大数千人患病；2003年，由SARS冠状病毒引起传染性非典型肺炎，其影响仍极为深远。

由此可见，我们与传染病的斗争从来没有停止过。目前，世界上宣布已消灭的传染病仅天花一种。某些传染病只是患者数在减少，但远没有达到被消灭的标准，如鼠疫、脊髓灰质炎等。就脊髓灰质炎而言，人们从1960年起采用减毒活疫苗，已历时50多年，此病仍未被完全消灭。传统的传染病还在威胁人类，而新的传染病不断地产生，这就给我们带来了沉重的压力。随着科学技术的发展，我们是否能遏制传染病的威胁呢？

专家的回答是，人类与传染病病原体的斗争将会永远继续下去。

专家的依据是，细菌和病毒都是宇宙间非常古老的物种。细菌在宇宙中存在的时间约有30亿年；病毒的结构简单、原始，其存在的历史也很久远。人类起源于新生代的第四个阶段，距今仅240万年而已。细菌、病毒在宇宙中经过千锤百炼，造就了一身与自然做斗争的本领。就细菌来说，20世纪40年代，青霉素问世，极大地降低了人类感染细菌的病死率。70多年过去了，抗生素和化学合成的抗菌药物越来越多，常用的就有100多种，可是细菌感染的病死率至今仍相当高。因为细菌天生就有这身本领，可以通过许多办法来产生耐药性。例如，在外部，细菌可以降低细胞壁对药物的通透性来阻挡抗生素进入体内；它还可以改变与抗生素特异结合的蛋白的结构来阻碍抗生素发挥作用；对已进入体内的抗生素，细菌则采用"主动泵出"的办法，把药物赶出体外。病毒也是如此，如乙肝病毒为高变异病毒。人体抗病毒治疗可促使乙肝病毒发生变异，即病毒为了生存，在遭受外来打击后，会"乔装改扮"，让人体或抗病毒药物无法识别，以逃避监视，免遭打击。由此可见，细菌与病毒都有许多对付人类的"生存法宝"，使人类处于被动地位。

细菌与病毒不断通过基因突变，既可以对付人类的治疗手段，也可以以此来适应生存环境的变化，它们不断产生新的变种，给人类以新的威胁。因此，人类与细菌、病毒这对"矛盾"是绝对的，人类与传染病（以及新传染病）的斗争将永无休止。

45. 近四十年来，全球发现了哪些新传染病？

为了叙述上的方便，我们以列表方式说明。

发现年份	病原体类型	引起的疾病
1972	萼状病毒	腹泻（暴发）
1972	弯曲菌	腹泻（暴发）
1973	轮状病毒	婴儿腹泻（主要原因）
1975	星状病毒	腹泻（暴发）
1975	细小病毒B_{19}	慢性溶血性贫血，再生障碍危象
1976	微小隐孢子虫	急性肠炎
1977	埃博拉病毒	埃博拉出血热
1977	嗜肺军团菌	军团病
1977	汉坦病毒	肾综合征出血热

续表

发现年份	病原体类型	引起的疾病
1980	人类嗜T细胞病毒I型	成人T细胞白血病/淋巴瘤
1982	人类嗜T细胞病毒II型	毛细胞性白血病，慢性T_4细胞淋巴瘤
1982	伯氏疏螺旋体	莱姆病
1983	人类免疫缺陷病毒	艾滋病
1983	大肠杆菌O_{157}：H_7	出血性肠炎，溶血尿毒综合征
1983	幽门螺杆菌	胃炎，胃出血，胃癌
1988	人类疱疹病毒6型	幼儿急疹（婴儿玫瑰疹）
1988	埃利希体	人类埃利希体病
1989	丙型肝炎病毒	肠道外传播非甲非乙型肝炎
1990	人类疱疹病毒7型	幼儿急疹
1990	戊型肝炎病毒	肠道外传播非甲非乙型肝炎
1992	霍乱弧菌O_{139}：H_7	新类型霍乱
1992	汉氏巴尔通体	猫抓病，细菌性血管瘤
1993	Sin Nombre病毒	汉坦病毒肺综合征（四角病）
1993	庚型肝炎病毒	非甲－戊肝炎
1994	人类疱疹病毒8型或卡波济肉瘤相关疱疹病毒	卡波济肉瘤，体腔淋巴瘤
1995	Hendra病毒	脑膜炎，肺炎
1996	朊粒（朊病毒）	新型变异克鲁兹非德得－雅柯病
1997	A型流感病毒（H_5N_1）	流感
1997	输血传播病毒	输血后肝炎
1997	肠道病毒71	流行脑炎
1998	尼帕病毒	脑膜炎，脑炎
1999	A型流感病毒（H_9N_2）	流感
1999	西尼罗河病毒	脑炎
2003	新型冠状病毒	SARS
2008	嗜吞噬细胞无形体	人粒细胞无形体
2009	A型流感病毒（H_1N_1）	甲型流感

46. 新传染病为何会不断地涌现？

新传染病的不断出现，从生物学角度而言，是新病原的不断涌现。新病原为何会不断地涌现，确切的原因还不太清楚。艾滋病病毒(HIV)是目前对人类威胁最大的病毒。目前，引起人类艾滋病的病原有两种，即HIV-1和HIV-2，它们都与猿的免疫缺陷病毒(SIV)具有很高的同源性(HIV-2的同源性更高)。虽然有关专家对HIV来源于SIV的观点已获得一致，但对后者是如何演化成前者的，何时开始演变的，还没有统一的观点。

禽流感也是人类心中一直抹不去的阴影，为什么呢？这是因为水禽类动物能储存甲型流感病毒，它们能把病毒传染给鸡、海豹、海豚、马和猪，而猪被认为是各种流感病毒的"大染缸"，即不同流感病毒的基因在猪体内进行重组，然后以新的病毒危害人类。

禽流感病毒是一种非常可恶的病毒，它经常发生变异和基因重组。在墨西哥，鸡流行H_5N_2流感病毒。与1994年5月的H_5N_2流感病毒相比较，1994年底的病毒就已发生了基因变异(最终导致血凝素结构中出现了精氨酸和赖氨酸的插入)，尽管这一次变异并未引起致病力的改变，但只要有一次变异出现致病力的增强，就会造成很大的危害。

很显然，动物在新传染病的发生上起了巨大作用。一种类型是，如前述例子，其启动因素部分为病毒基因发生改变，然后传染给人类。另一种类型是动物中的病毒直接传染给人类，如尼帕病毒就是由蝙蝠先传给猪，再由猪传染给人；马尔堡热的原发病例都有与绿猴或其组织器官接触史，从而感染上病毒的；又如2003年出现的SARS病毒，《科学》杂志发表的论文证实从果子狸身上分离得到该病毒，有关专家对该病毒进行基因测序，发现它与人类SARS病毒的同源性达99.8%，虽然果子狸不一定是罪魁祸首，但也说明了部分问题。

新病原的来龙去脉的确不是一个简单的问题，如HIV已被发现30多年，它与SIV的关系至今还不能说得一清二楚，因此人类对这个问题的研究还有很长的路要走。

47. 引发新传染病的社会因素是什么？

事实证明，新传染病的传播必定是因为一些社会因素及自然因素在推波助澜。在这些因素中，有些是在人类社会发展的进程中产生的，有些是因人类自身的不理智行为而产生的。这些社会因素主要有如下几个方面：

(1)乱捕乱杀野生动物。有权威专家统计，目前每年都能从动物身上分离得到2~3种新的病毒。它们存在于动物中，大多数都能产生隐性感染。如果没有人类的参与，这种感染往往只是在动物的生存与活动环境中循环，与人类关系不大。而人类一旦贸然侵入，把某些野生动物从森林中抓获，或带到市场上交易，或带回家里宰而食之，人类就会接触到本不可能碰到的携带新病原微生物的传染源(自然宿主)。这样就会产生一系列的情况：这些野生动物身上所带的病毒品种繁多，有的病毒在新环境中不能生存，则在人群中自然消失；有的则在人群中仅引起隐性感染；只有个别病毒会导致严重疾病，但就是这些"个别"的病毒会给人类造成巨大的威胁。

(2)便捷的交通。发达的交通，使我们可以在24小时内到达世界上任何一个地方。这使国家及地区间的交流变得十分便捷，但是也极大地淡化了新传染病的地区性。也就是说，一种新的传染病一旦发生，如果毫不设防，就会在短时间内传遍世界上任何一个国家。例如，西尼罗河病毒早年在中东、非洲被发现，1999年8月在美国暴发流行，2003年美国与加拿大共有数千人患病。

(3)世界范围的都市化。城市化进程在世界范围内发展极快。1950年，全球1000万人口的城市仅有2个；50年后，即2000年，增加到24个；至2025年，65%的世界人口将集中生活在城市。城市化进程快，基础设施跟不上，许多贫困居民居住环境恶劣，拥挤与肮脏的生活环境为传染病的传播与扩散提供了条件。

(4)气候变暖。世界范围内的气候变暖，我们每个人都有体会，科学家也已经证实。有关专家预计，今后100年，海面温度还将升高3~7℃。气候变暖会带来新的降雨格局，造成空气潮湿，对新传染病的流行产生重要的影响。这里有个典型例子：1993年，美国西南部某些州和欧洲暴发汉坦病毒肺综合征(四角病)。汉坦病毒早已存在于鼠类中，反常的温暖与潮湿为鼠类的繁殖提供了有利条件。而鼠类数量的增加，使人类感染这种病毒的概率也逐渐增大。

气候变暖后，原属温带、亚热带的部分地区有可能升级变成亚热带与热带。原来由于温度限制，伊蚊只能生活在海拔100米以下的地区；现在南美一些国家在海拔1350米及2220米的高处也发现了伊蚊，这就是气温升高造成的结果。这种宏观的变化可能会对微生物的微观生态学产生影响，从而诱发产生新病原。

(5)新开农田。当把草地改成玉米地时，带有Junin病毒的节肢动物便会迅速增多，并把病毒传染给人类。

(6)再造森林。美国与欧洲为什么会发生莱姆病流行，传染病专家发现其与这些国家和地区的再造森林有关。原来，森林面积的增加，导致鹿的数量增长，而鹿正是莱姆病病原的主要携带者(宿主)。

48. 我们该如何应对新的传染病？

既然人类与传染病的斗争不会停止是一个不争的现实，那么我们就应当端正自己的态度，始终不渝地把防止已消失传染病的再现及新传染病的出现作为我们永久的目标和行动纲领。主要的应对措施有以下几个方面：

(1)保持人类与自然界的和谐。我们痛心地看到，正因为人类的乱砍滥伐，破坏了野生动物赖以生存的自然环境；又由于人类对野生动物的乱捕滥杀，促使一些病毒寻找新的宿主，从而给人类造成了灾难。

因此，我们应当尽可能地与自然界保持和谐关系，与动物和睦相处，从而使自身远离动物身上可能存在的致病性病原微生物。

(2)强化对传染病的认识。现在，有不少人认为，传染病已不再是威胁人类健康的主要问题，或者认为传染病只是发展中国家的问题，而主张把主要精力放在慢性非传染性疾病(慢性病)的预防和控制上，这些观点至少是片面的，甚至是错误的。事实上，传染病仍然是威胁人类健康的主要问题之一。必须强化这种认识，即人类与病原体的斗争将永远存在下去，再先进的生物科学技术也不可能解决全球的传染病问题。传染病问题作为公共卫生问题，仍将继续困扰人类。

(3)强化病原学，如细菌学和病毒学研究。我国的病毒学研究水平相对滞后，这对某些病毒的监测极为不利。例如，禽及人流感病毒的快速变异都是对人类的潜在威胁，必须建立长期监测的研究机构，以快速应对一些新出现的病毒的鉴定，这都需要以实力雄厚的实验室作为保障。艾滋病病毒(HIV)首先是在举世闻名的法国巴斯德研究所发现的，而这绝不是偶然的，需要有深厚的积淀，包括学术氛围、传统及科学家的素质、水准和设备等，这就是一个很有力的佐证。

(4)加强国际合作。病原微生物的传播是无国界的，因此世界各国应该携起手来，加强交流，互通信息，加强对病原体的研究。

(5)提高国民素质。要努力提高国民的卫生素养与科学素养，加强科研创新与国民科学普及。

49. 如何合理用药和预防药物依赖？

合理用药和预防药物依赖应当具备以下9个健康意识：

(1)抗生素是治疗细菌性感染性疾病的有效药物，滥用抗生素会使细菌产生耐药性。

科学依据：滥用抗菌药物对人体有很大危害，如诱发细菌产生耐药性、损害人体器官、破坏体内菌群平衡及导致二重感染。

(2)提高安全用药意识，用药时要明确药物的用途、用法与不良反应。

科学依据：合理用药有"五个正确"，即正确的药品、正确的剂量、正确的给药时间、正确的给药途径并给予正确的患者。

(3)预防药物依赖。

科学依据：药物依赖又称药物成瘾，表现为离不开这种药物，不吃就难受，并感觉周身各种不适，只有服用这种药物才自感舒服。最常见的容易成瘾的药物有两类：一类是麻醉镇痛药，如吗啡、哌替啶等；另一类是催眠和抗焦虑药，如司可巴比妥、异戊巴比妥和各种安定类药物(地西泮、甲丙氨酯、氯氮䓬、硝西泮、艾司唑仑及氯硝西泮等)。

(4)服药时，要遵医嘱，不能自己随便选药、停药。

(5)不要盲目听信药品广告，有些药品广告会夸大功效，误导患者。

(6)贵的药不一定是最适合你的药。

(7)中药也有副作用。

(8)学会看药品说明书，要看适应证是什么、不良反应是什么、药品应该怎样保管等。

(9)定期清理小药箱，处理到期及即将到期的药品。

合理用药和预防药物依赖应当遵循以下11个健康行为：

(1)一定要请医生诊断明确，切勿自以为"小病小痛"而擅自购买和服用抗生素，造成病情延误或发生不良反应。

(2)必须按照医生处方服用抗生素，按时定量，切忌时断时续服用。

(3)凡是口服可以收到效果的就不应注射给药，能够肌肉注射的就不应静脉注射。

(4)用药后要随时注意观察、体验病情的变化，及时反馈各种异常情况，对出现严重不良反应的要及时停药就诊。

(5)感冒发热时不要随意使用抗菌药物，不是所有的发热都是由细菌感染引起的。

（6）抗菌药物并非越新越贵，疗效就越好，每一种抗菌药物都有各自的适应证。

（7）不随意应用抗菌药物预防细菌感染。

（8）对于有成瘾性的药物，只有在有充分的理由和充分的把握确定该治疗方法对该病有良好效果时才使用，而且必须由医生开具处方并到正规医院取药，使用这些药物只能用其所需要的最短时间。

（9）减少依赖性药物的服用剂量，应当逐渐减量，使身体逐步适应，切忌大幅度削减用量或完全停用。否则，由于身体无法耐受会出现戒断症状，甚至造成一定的危险。

（10）各类心理障碍和神经官能症患者，对自己的焦虑或失眠等症状，不可一味地服用药物，而应设法消除病因，进行心理疏导，调节生活节奏，加强体育锻炼及辅以物理治疗等。

（11）药物依赖严重者很难自行戒除，应在住院条件下积极治疗，争取早日戒除。

50. 如何正确应对"超级细菌"？

近年来，国内外媒体相继报道了有关"超级细菌"事件，引起了杭州广大市民的极大关注，纷纷来电询问。这到底是怎么回事，如何正确对待它，如何预防与控制等？杭州市疾控中心微生物检验科主任、主任技师、医学博士潘劲草对此发表了自己的看法，并对如何防范提出了具体建议。

"超级细菌"事件的来由。

据国内外媒体报道，近年在印度等南亚国家出现了一种新型"超级细菌"——NDM-1，据悉不少英美游客前往这些南亚国家接受了价格低廉的整形手术，使其蔓延到英国、美国、加拿大、澳大利亚、荷兰等国家，全球已有170人被感染，其中至少造成5名英国人、1名比利时人死亡。

"超级细菌"实质上是一种耐药基因。

当提到媒体所称的"超级细菌"NDM-1，潘劲草主任明确表示，这种说法容易被误解。因为国外发现的NDM-1其实不是新型细菌，而是一种在肠杆菌科细菌中新鉴定的碳青霉烯酶，全称为新德里1型金属β-内酰胺酶，英文缩写为NDM-1。这种酶可使细菌对包括碳青霉烯类抗生素在内的几乎所有的β-内酰胺类抗生素产生抗性。目前的资料表明，NDM-1主要在大肠杆菌和肺炎克雷伯菌这两种细菌中被发现。编码NDM-1的基因常由细菌质粒携带。借助质粒，此基因能很容易地在细菌间互相转移。根据目前已掌握的资料，在国外发现的这些"超级细菌"感染与患者在印度医院接受过治疗有关，即属医院感染。

抗生素滥用是问题的根本所在。

潘劲草主任介绍说，自从人们发现抗生素以来，细菌与抗生素的"较量"就一直没有停止过。为了防控细菌等致病微生物性感染性疾病，人们不断地研制出新的抗生素。而细菌等微生物为了生存，也使出"浑身解数"适应这种药物环境，不断产生变异，避免被"灭门"，并形成新的耐药菌株，以此循环不止。

专家指出，这次出现的所谓"超级细菌"，还是人们滥用抗生素的结果。"几十年前，青霉素曾是人类最好的抗生素，患者感冒、发热等时，打一针青霉素就立即见效。而现在，同样的病，就是打超过以前几十倍剂量的青霉素，也不一定有效。"这就是细菌对青霉素产生的严重耐药性。

目前，据国内综合性大医院统计，青霉素的耐药性已高达70%。不仅如此，就连最近一二十年研制出来的头孢类、左氧氟沙星类等新生代抗生素，细菌的耐药性也高达30%～50%。

如何防控这种"超级细菌"？

潘劲草主任同意一些专家的意见：要阻止产NDM-1细菌的传播，必须尽快识别产NDM-1细菌感染的病例，因此对分离菌株进行药物敏感性测试及开展NDM-1检测很有必要。防控这种细菌的根本方法还是避免抗生素滥用和控制医院感染。规范抗生素使用、对医院诊治器械和设备进行严格消毒、医生和护士标准的无菌操作和勤洗手等，均能阻止该细菌的传播。

他认为，广大市民不必对"超级细菌"产生恐慌情绪，平时只要保持良好的个人卫生习惯即可。而民众如果近期到印度旅游，则要注意以下几点：勤洗手，清洁公用物品等；不乱吃路边小吃；食物要煮熟，防止病从口入。另外，他特别提醒市民不要轻易赴印度等南亚国家做医疗美容。

第三章　预防传染病的良好卫生习惯

51. 为什么要学会咳嗽礼仪？

咳嗽、打喷嚏等是生活中的常见现象。而呼吸道传染病有一个共同的特点，就是通过口腔、呼吸道的分泌物传播。在呼吸道传染病流行季节，广大城乡居民最担忧的现象就是患者咳嗽、打喷嚏，特别是完全暴露式的、口无遮拦的咳嗽、打喷嚏。

专家认为，这种担忧是很有道理的。因为，当呼吸道传染病患者咳嗽、打喷嚏时，体内的病菌会随口腔唾液、鼻腔分泌物和飞沫扩散到患者周围的空间中，其最远扩散距离可达4~5米。有些液滴或颗粒非常小，可以在空气中长时间悬浮，甚至可达数小时。因此，一名健康的人进入该区域，就有机会吸入被病菌污染的空气，从而感染发病。在杭州预防与控制甲型H_1N_1流感中，杭州市疾控中心的传染病防控专家特别制订了一套有三个步骤的"呼吸道卫生／咳嗽礼仪"。

（1）咳嗽时礼仪：当你要咳嗽或打喷嚏时，无论你是患者与否，均应用餐巾纸、手绢或双手捂住口、鼻部，以防止病原体扩散；如一时来不及取餐巾纸，可采取"袖口遮挡法"，即用衣服袖管的内侧遮掩住口、鼻部，这样同样可以防止唾沫飞舞。上述保护性措施的采取，在狭小的密闭空间中显得尤为重要。使用过的餐巾纸不能随地乱扔，应丢入垃圾箱内。

（2）咳嗽后礼仪：咳嗽、打喷嚏后的另一个重要措施，就是应立即洗手。不然，手部的病原体可以通过互相握手、接触门把手、电脑键盘等方式，转移到这些物体的表面。在做好"咳嗽礼仪"的同时，我们也应注意另一个生活细节，即与人谈话时应保持一定距离，不正对他人交谈，说话语音不要过大，避免口沫四溅。

（3）有症状时礼仪：当你患感冒时，尤其在发病初期，而你又必须上班或外出，且有可能与他人合用交通工具、电梯以及办公场所等时，应自觉遵守"呼吸道卫生／咳嗽礼仪"，佩戴口罩，以防止病原体借咳嗽、打喷嚏等途径而进行传播。

52. 预防肠道传染病要养成哪些良好的卫生习惯？

我们应当具备以下健康意识：

（1）预防肠道传染病，最主要的措施是养成良好的卫生习惯，注意饮食、饮水卫生，防止病从口入。

科学依据：肠道传染病是由多种细菌和病毒感染引起的以消化道症状为主的传染性疾病。患者或病原体携带者的粪便、呕吐物排入水源，洗涤被病原体污染的衣裤、器具、手等均可使水受到污染。食品在生产、加工、运输、贮存和销售过程中都存在被病原体污染的危险。到处活动的苍蝇、蟑螂等昆虫可造成病原体扩散。因此，预防肠道传染病的关键是，把好"病从口入"关，养成良好的卫生习惯。

（2）腹痛、腹泻、恶心、呕吐等胃肠道症状是肠道传染病的早期症状。

科学依据：大多数传染病在发病早期传染性最强，识别肠道传染病的早期症状，做到早发现、早报告、早隔离、早治疗，不但能提高治疗效果，而且可防止疫情扩大。

（3）勤洗手是预防传染病的重要措施。

科学依据：正确洗手是个人卫生的基础，保持手部清洁卫生是降低腹泻等肠道传染病和肺炎等呼吸道传染病患病风险最有效和最廉价的方法之一。在日常生活中，如果忽视手部卫生，则会大大增加腹泻、流感、手足口病、沙眼等疾病的传播概率。

我们应当遵循的健康行为包括以下几个方面：

（1）吃熟食，喝开水，勤洗手。这也是预防肠道传染病的"九字真经"。

（2）当发生腹痛、腹泻、恶心、呕吐等肠道症状时，应及时去就近的医疗机构诊断和治疗，以免延误病情。

（3）当出现群体肠道传染病现象时，应在去医院的同时及时向当地疾病预防控制中心报告，并保留残留食物。

53. 如何正确洗手？

正确洗手的八个步骤：

(1)用水打湿双手，涂上适量的洗手液、香皂或肥皂。

(2)五指并拢，掌心相对相互揉搓，洗净手掌。

(3)手指交叉，掌心对手背相互揉搓，洗净手背。

(4)手指交叉，掌心对掌心相互揉搓，洗净指缝。

(5)双手轻合成空拳，互相揉搓，洗净指背。

(6)一手握住另一手的大拇指，旋转揉搓，洗净大拇指。一手五指指尖并拢，在另一手的掌心揉搓，洗净指尖。

(7)用流动的清水将手冲干净。

(8)洗净的手用干净的毛巾或纸巾擦干，或者自然晾干。

需要洗手的九种情况：

(1)在接触眼睛、鼻子及嘴前。

(2)吃东西及处理食物前。

(3)上厕所后。

(4)当手接触到呼吸道分泌物，如打喷嚏、咳嗽和擤鼻涕时。

(5)护理患者后。

(6)触摸过公共设施，如电梯扶手、升降机按钮及门把手后。

(7)接触动物或家禽后。

(8)外出回家后。

洗手有如下注意事项：

(1)洗手时，最好用流动的水，如有的地区不具备此条件，可用水盆洗，洗手方法与上述八步洗手法步骤相同，只是最后需换一盆清水将双手冲洗干净。

(2)洗手时，用肥皂揉搓双手至少20秒，全部的洗手时间至少30秒，才能达到有效的清洁。

六步洗手法(图1)：①掌心相对，手指并拢，相互揉搓；②手心对手背，沿指缝相互揉搓，交替进行；③掌心相对，双手交叉指缝相互揉搓；④弯曲手指，使手指关节在另一手掌心旋转揉搓；⑤一手握住另一手的大拇指旋转揉搓；⑥将手指尖并拢放在另一手掌内旋转揉搓。

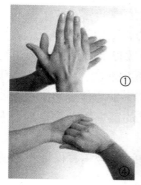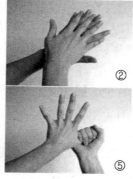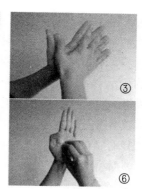

图1　六步洗手法

54. 预防呼吸道传染病要养成哪些良好的卫生习惯？

预防呼吸道传染病应当具备以下良好的健康意识：

(1)预防呼吸道传染病应保持个人手部清洁，要勤洗手。

科学依据：呼吸道传染病患者的鼻涕、痰液等呼吸道分泌物中含有大量病原体。手接触分泌物后，可能通过握手、使用或接触衣物、文具、门把手、钱币等，造成病原体的传播和扩散。

(2)呼吸道传染病可通过咳嗽或打喷嚏等方式传播。

科学依据：患者或病原体携带者在呼吸、咳嗽、打喷嚏时将带有细菌或病毒的呼吸道分泌物散布到空气中，易感者随呼吸吸入或接触等方式感染后，经过一定时间的潜伏期就会发病。

预防呼吸道传染病应当具备如下健康行为：

(1)不随地吐痰。

(2)咳嗽、打喷嚏时没有纸巾、手帕或来不及拿时，建议用胳膊肘遮挡口、鼻。

(3)保持空气流通。

科学依据：经常打开门、窗自然通风，改善室内空气质量，调节居室微小气候，可有效降低室内空气中微生物的数量和密度，减少人与病原体接触的机会，这是最简单、有效的室内空气消毒方法。

(4)保持室内清洁卫生。

(5)室外温度较低时要避免穿堂风，注意保暖。

(6)儿童、老人、体弱者或慢性病患者在呼吸道疾病流行期间，应尽量少去人群密集、空气不流通的公共场所，必要时需佩戴口罩。

(7)保持良好的生活习惯，提高身体抗病能力，降低感染率。

科学依据：积极锻炼身体，可增强体质，有效提高自身免疫力；有规律的生活作息和均衡的膳食可提高人体自身的抗病能力。当人体受凉时，呼吸道血管收缩，血液供应减少，局部抵抗力下降，病原体容易侵入。

具体措施之一：遵循"循序渐进、持之以恒"的锻炼原则，根据个人情况选择合适的锻炼方式，如散步、慢跑等。

具体措施之二：保持正常的生活规律，避免过度劳累，保证充足的睡眠，减轻心理压力，以提高机体抵御疾病的能力。

具体措施之三：注意均衡饮食，适度增加营养，少吃辛辣食物，多吃清淡、易消化和富含维生素的水果、蔬菜等。

具体措施之四：根据天气变化适时增减衣服，避免着凉。

55. 预防乙肝要养成哪些良好的卫生习惯？

乙型病毒性肝炎(简称乙肝)是危害性较大的一种病毒性传染病，可引起肝脏损害，造成急性和慢性疾病，但可以通过接种乙肝疫苗和其他措施预防。

预防乙肝应当具备以下健康意识：

新生儿接种乙肝疫苗是预防乙肝的关键。新生儿出生后要及时并全程接种三针乙肝疫苗。

其他乙肝高危人群也要及时注射乙肝疫苗，主要包括乙肝高发区人群；医务人员，接触血液的人员；多次接受输血及血制品的患者；阳性者家庭成员，尤其是配偶等。

乙肝病毒是通过接触受感染的血液或其他体液而传染的，而不是日常接触。

预防乙肝应当养成以下健康行为：

(1)避免不必要的注射、输血和使用血液制品，使用安全自毁型注射器或经过严格消毒的器具，杜绝医源性传播。

(2)正确理解乙肝传播途径，消除对乙肝患者的歧视，为乙肝患者提供正常的学习和工作环境。

科学依据：日常生活和工作接触不会传播乙肝病毒。乙肝病毒携带者在工作、生活、学习和社会活动中不会对周围人群和环境构成威胁，可以正常生活和就业。

56. 预防肺结核病要养成哪些良好的卫生习惯？

预防肺结核病应当具备以下健康意识：

(1)肺结核主要通过咳嗽、打喷嚏传播。

科学依据：肺结核是由分枝杆菌感染引起的一种慢性呼吸道传染病，主要通过吸入肺结核患者咳嗽、打喷嚏时喷出的飞沫传播。

(2)勤洗手、多通风、强身健体可以有效预防肺结核。

(3)咳嗽或打喷嚏时，掩口鼻、不随地吐痰可减少肺结核的传播。

(4)出现咳嗽、咳痰2周以上的症状，应及时就医。

科学依据：及时发现和治疗肺结核是防止肺结核传播的最有效手段。国家为初诊的肺结核可疑症状者免费提供1次痰涂片(3份痰标本)和普通X光胸片检查；为活动性肺结核患者免费提供国家统一方案的抗结核药物、治疗期间的痰涂片检查(3~4次，每次2份痰标本)和治疗结束时的1次普通X光胸片检查(对初、复治患者各提供1次免费检查)。

预防肺结核病应遵循以下健康行为：

(1)若出现咳嗽、咳痰2周以上的症状，应及时到结核病防治机构(包括疾控中心、结核病防治所和结核病定点医院等机构)就诊。

(2)肺结核患者要坚持完成全程规范治疗，这是治愈肺结核、避免形成耐药的关键。任何治疗的改变都应遵从医生的决定。

57. 预防艾滋病要养成哪些良好的卫生习惯？

预防艾滋病应当具备以下三大健康意识：

(1)确保使用质量合格的安全套(避孕套)可大大减少感染和传播艾滋病、性病的风险。

(2)妇女应主动使用女用安全套或要求对方在性交时使用安全套。

这两个知识的科学依据：艾滋病是一种危害大、病死率高的严重传染病，主要通过性接触、血液和母婴三种途径传播。艾滋病病毒感染者及患者的血流、精液、阴道分泌物、乳汁、伤口渗出液中含有大量艾滋病病毒，具有很强的传染性。安全套是用优质天然乳胶制成的圆筒状薄膜套，能避免直接接触性伴侣的体液，可减少感染艾滋病、性病的风险。

(3)安全套不能重复使用，每次使用后应打结、丢弃。共用注射器静脉吸毒是感染和传播艾滋病的高危行为。

科学依据：共用注射器静脉吸毒可增加经血液感染艾滋病的机会。

预防艾滋病应当遵循的十三大健康行为：

(1)拒绝毒品。

(2)不幸染上毒瘾的人，要尽早戒除毒瘾。

(3)对于暂时无法戒除毒瘾的人，可采用美沙酮替代疗法和针具交换的方法。

(4)避免不必要的注射、输血和使用血液制品。

科学依据：输入被艾滋病病毒污染的血液或血液制品，使用未经严格消毒的手术、注射、针灸、拔牙及美容等进入人体的器械，都能传播艾滋病。

(5)提倡无偿献血。

(6)避免不必要的输血和注射，使用经艾滋病病毒抗体检测的血液和血液制品。

(7)使用一次性或自毁型注射器。如缺少条件，注射器具必须做到一人一针一管，一用一消毒。

(8)理发、美容、修脚等服务行业所用的刀、针和其他刺破或擦伤皮肤的器具必须经过严格消毒。

(9)怀疑或发现感染艾滋病病毒的孕妇应到有关医疗机构进行咨询，接受医务人员的指导和治疗。

科学依据：感染了艾滋病病毒的妇女通过妊娠、分娩和哺乳有可能把艾滋病病毒传染给胎儿或婴儿。在未采取预防措施的情况下，有高达1/3的胎儿和婴儿会受到感染。

(10)孕妇在怀孕早期发现感染艾滋病病毒，应及时向医生咨询，充分了解艾滋病对胎儿、婴儿和自身的潜在危害，自愿选择是否继续妊娠。

(11)感染艾滋病病毒的孕产妇如果选择终止妊娠，应到当地医疗卫生机构寻求咨询和终止妊娠的服务。

(12)感染艾滋病病毒的孕产妇如果选择继续妊娠，应到当地承担艾滋病抗病毒治疗任务的医院或妇幼保健机构，寻求免费预防母婴传播的抗病毒药物和婴儿检测服务。

(13)感染艾滋病病毒的产妇应进行婴儿喂养咨询，对所生婴儿实行人工喂养，避免母乳喂养和混合喂养。并在婴儿第12个月和第18个月进行免费艾滋病病毒抗体检测。

58. 预防血吸虫病要养成哪些良好的卫生习惯？

预防血吸虫病应当具备的健康意识：接触疫水是感染血吸虫病的主要途径。

科学依据：血吸虫成虫多寄生于人或哺乳动物的肠系膜静脉中，雌虫在肠系膜静脉的血管里产卵，卵随血液到达肠壁，能使肠壁破溃而进入肠腔内，随大便排出。血吸虫卵在水中孵出毛蚴，后钻入钉螺体内，不断繁殖，形成大量尾蚴。含有尾蚴的钉螺遇水，尾蚴就不断逸入水中，人、畜下水接触到尾蚴而受到感染，这样就会患上血吸虫病。

预防血吸虫病应当遵循以下的健康行为：

(1)不在有钉螺的江湖、河塘、水渠里游泳、戏水、捕鱼、捞虾、洗衣和洗菜等。

(2)因生产、生活和防汛需要接触疫水时，应采取涂抹防护油膏，穿戴防护用品等措施。

(3)防止人畜粪便污染水源，粪便需经无害化处理后方可使用。

(4)积极配合当地血吸虫病防治机构组织开展的查螺、灭螺工作。

59. 预防疟疾要养成哪些良好的卫生习惯？

预防疟疾应当具备的健康意识：预防疟疾的关键措施是防止蚊虫叮咬。

科学依据：疟疾，俗称"打摆子"、"发疟子"，是一种可防可治的寄生虫病，是通过蚊子叮咬传播的。当蚊虫叮咬疟疾患者时，患者血液里的疟原虫就被蚊虫吸入，经过10天左右在蚊子体内发育后成为有感染性的蚊子，健康的人被这种蚊子叮咬后就有可能得疟疾。非洲、东南亚、中南美洲的一些国家和地区是疟疾的高度流行区。

预防疟疾应当遵循以下六大健康行为：

(1)要做好个人防护，在户外可穿适当的衣物，如长袖、长裤；暴露的皮肤可涂抹驱避剂。

(2)做好家庭防护，可使用蚊帐、纱门、纱窗，睡前在卧室喷洒灭蚊药。

(3)在疟区，当地群众用菊酯类灭蚊药浸泡蚊帐有良好效果。

(4)赴疟疾高度流行区工作、学习和生活时，应携带青蒿素类抗疟药品和蚊帐、驱蚊剂等防护品。

(5)回国入境时，如出现发热、发冷、头痛等症状，应当主动向口岸检验检疫人员申报，以便得到及时救治。

(6)回国后1个月内，如出现发冷、发热、头痛等症状，应当及时到医院就诊，告知医护人员自己的出国史，便于医护人员排查疟疾。

60. 预防手足口病要养成哪些良好的卫生习惯？

预防手足口病应当具备的健康意识：手足口病的预防应做到勤通风、洗净手、喝开水、吃熟食、晒衣被，尽量不去人多的地方。

科学依据：手足口病是由多种人肠道病毒引起的一种儿童常见传染病，以5岁以下儿童为主，尤以3岁以下儿童发病率最高。肠道病毒可经胃肠道(粪－口途径)传播，也可经呼吸道(飞沫、咳嗽、打喷嚏等)传播，还可因接触患者口鼻分泌物、皮肤或黏膜疱疹及被污染的手及物品等传播。

预防手足口病应当遵循以下六大健康行为：

(1)饭前便后、外出回家后要用肥皂或洗手液等给儿童洗手；看护人接触儿童前、替幼童更换尿布及处理粪便后均要洗手。

(2)婴幼儿的尿布要及时清洗、曝晒或消毒；注意保持家庭环境卫生，居室要经常通风，勤晒衣被。

(3)婴幼儿使用的奶瓶、奶嘴及儿童使用的餐具使用前后应充分清洗、消毒；不要让儿童喝生水、吃生冷食物。

(4)本病流行期间不宜带儿童到人群聚集、空气流通差的公共场所；避免接触患病儿童。

(5)儿童出现发热、出疹等相关症状要及时到医疗机构就诊。

(6)居家治疗的患儿应避免与其他儿童接触，以减少交叉感染；父母要及时对患儿的衣物进行晾晒或消毒，并对患儿粪便及时进行消毒处理。

61. 预防狂犬病要养成哪些良好的卫生习惯？

预防狂犬病应当具备的健康意识：了解狗的习性，避免被狗咬伤。被猫、狗等咬伤、抓伤后，应立即进行彻底清洗、消毒，并尽快注射狂犬病疫苗。

科学依据：狂犬病是由狂犬病病毒引起的一种急性传染病，主要在动物间传播。人类主要通过被带病毒的猫、狗等动物咬伤或抓伤后感染。狂犬病病毒在伤口处停留的时间大约为12小时，随后侵入组织。因此，一旦被狂犬咬伤，越早处理越好。

预防狂犬病应当遵循以下九大健康行为：

(1)为家犬接种狂犬病疫苗。

(2)在亲近狗前，先让它嗅嗅你。婴儿或低年龄儿童，最好不要拥抱或亲吻狗。

(3)避免与狗对视。

(4)在狗接近时保持冷静，不要从狗身边跑过，并且不要用跑来摆脱狗。

(5)不要试图阻止两条正在相互撕咬的狗。

(6)不要随意招惹猫、狗等动物，学会识别狗发怒的信号，如龇牙露齿、朝人吼叫、尾巴下垂、耳朵后倒、身体僵硬、毛发直立等。

(7)如果被狗攻击，最好原地双脚并拢站立，用手臂保护好脸部和颈部。如果是躺着时被狗攻击的，要马上站起来，用手护住耳朵并使脸部朝下，别动。

(8)被猫、狗等咬伤、抓伤后，立即用肥皂水或清水彻底冲洗伤口至少15分钟，彻底冲洗后用2%～3%碘附(酒)或75%酒精涂擦伤口。

(9)被狗咬伤后，应尽快就诊，由医生结合既往免疫情况进行伤口处理和免疫接种。

第四章　免疫接种预防传染病

62. 如何让儿童安全、有效地接种疫苗？

给儿童接种疫苗应当具备以下三大健康意识：

(1)儿童家长或监护人要按规定建立预防接种证并妥善保管。

科学依据：预防接种证是儿童预防接种的有效记录凭证。《中华人民共和国传染病防治法》明确规定：国家实行有计划的预防接种制度，国家对儿童实行预防接种证制度。

(2)家长要按照规定的免疫程序带儿童接种疫苗。

科学依据：预防接种通常也叫打防疫针，是通过注射或口服等方式，使疫苗进入人体并产生抵御某些细菌、病毒的能力，保护身体避免感染某些疾病。通过开展预防接种，可以有效预防、控制甚至消灭一些严重危害人类健康的疾病。

(3)接种疫苗后应留观30分钟，有明确禁忌证的人不宜或暂缓接种疫苗。

科学依据：由于个体差异，少数人接种疫苗后可能会产生一些不良反应，如出现皮肤注射局部轻度肿痛、发热或周身不适等症状，一般可在1~2天内消失，不会造成机体组织器官、功能损害。极少数人接种疫苗后会发生过敏反应，过敏性休克大多发生在半小时内，如果不在医务人员监护范围内就容易发生危险。

给儿童接种疫苗应当遵循以下十大健康行为：

(1)婴儿在出生后1个月内，家长或监护人应携带婴儿出生时医院提供的《新生儿首剂乙肝疫苗和卡介苗接种登记卡》到其居住地预防接种单位建立儿童预防接种证。

（2）在暂住地居住3个月及以上的流动儿童，由现居住地接种单位负责建立预防接种卡（簿）。如果没有或丢失了预防接种证，家长应到预防接种单位建立或补办预防接种证。

（3）在暂住地居住3个月以下的流动儿童，可由现居住地接种单位提供接种证明。

（4）对那些未按规定接种国家免疫规划疫苗的漏种儿童，要劝其到当地疾病预防控制机构指定的预防接种门诊进行补种。

（5）预防接种证要长期保存，孩子在入托、入学和出国时都需要查验。

（6）儿童应按照以下免疫程序，按时接种疫苗。

（7）应到卫生行政部门认定合格的预防接种门诊进行预防接种。

（8）在接种前，要向接种人员如实提供接种者的健康状况，以便接种人员判断是否可以接种。

（9）接种疫苗后不要立刻离开接种点，应在观察室留观30分钟后再离开。

（10）如发现接种后出现可疑情况，应立即咨询专业人员，必要时就医，以便得到及时、正确的处理。

63. 孩子出生后要接种哪些国家规定的疫苗？

为了叙述上的方便，我们列表加以介绍。

表1　国家规定孩子出生后要接种的疫苗

年龄 ＼ 类别	疫苗名称	接种剂次	预防传染病种类
出生时	乙肝疫苗	第1剂次	乙型病毒性肝炎
	卡介苗	1剂次	结核病
1月龄	乙肝疫苗	第2剂次	乙型病毒性肝炎
2月龄	脊灰疫苗（口服）	第1剂次	脊髓灰质炎
3月龄	脊灰疫苗（口服）	第2剂次	脊髓灰质炎
	百白破联合疫苗	第1剂次	百日咳、白喉、破伤风
4月龄	脊灰疫苗（口服）	第3剂次	脊髓灰质炎
	百白破联合疫苗	第2剂次	百日咳、白喉、破伤风
5月龄	百白破联合疫苗	第3剂次	百日咳、白喉、破伤风
6月龄	乙肝疫苗	第3剂次	乙型病毒性肝炎

续表

年龄 \ 类别	疫苗名称	接种剂次	预防传染病种类
8月龄	麻风联合疫苗或麻疹疫苗	第1剂次	麻疹、风疹或麻疹
8月龄	乙脑减毒活疫苗	第1剂次	流行性乙型脑炎
	乙脑灭活疫苗	第1、2剂次，两次间隔7～10天	流行性乙型脑炎
6～17月龄	A群流脑疫苗	第1、2剂次，两次间隔不少于3个月	A群流行性脑脊髓膜炎
	百白破联合疫苗	第4剂次	百日咳、白喉、破伤风
18～23月龄	麻腮风联合疫苗或麻腮联合疫苗或麻疹疫苗	麻疹疫苗第2剂次	麻疹、流行性腮腺炎、风疹或麻疹、流行性腮腺炎或麻疹
18月龄	甲肝减毒活疫苗或甲肝灭活疫苗	第1剂次	甲型病毒型肝炎
2岁	乙脑减毒活疫苗	第2剂次	流行性乙型脑炎
	乙脑灭活疫苗	第3剂次	流行性乙型脑炎
2岁～2岁半	甲肝灭活疫苗	第2剂次（两次间隔不少于6个月）	甲型病毒型肝炎
3岁	A+C群流脑疫苗	第1剂次	A群流行性脑脊髓膜炎、C群流行性脑脊髓膜炎
4岁	脊灰疫苗（口服）	第4剂次	脊髓灰质炎
	白破联合疫苗	第1剂次	白喉、破伤风
6岁	A+C群流脑疫苗	第2剂次（两次间隔不少于3年）	A群流行性脑脊髓膜炎、C群流行性脑脊髓膜炎
	乙脑灭活疫苗	第4剂次	流行性乙型脑炎

64. 在杭州接种疫苗安全吗？

近年来，有不少媒体和网络对部分省（市、区）的某些地区疫苗接种作了负面报道。不少市民见到消息后，纷纷来人或来电询问，杭州市是否也存在类似情况。为此，杭州市疾病预防控制中心有关专家就杭州市目前各类疫苗接种的安全保障措施进行了介绍，以消除市民的担心和疑虑。

该中心免疫预防所所长许二萍介绍说，杭州市自开始疫苗接种预防和控制相关传染病已有50多年的历史，建立了完善的疫苗接种安全体系。这一体系主要由以下四大安全保障措施来体现：

（1）统一、正规的疫苗供应渠道。杭州市所有的疫苗，包括一类疫苗（免费疫苗）和二类疫苗（自费疫苗）都是由国家规定的统一渠道（杭州市疾控中心由浙江省疾控中心)提供的，由市疾控中心下拨给全市15个区、县(市)，再由各区、县(市)下拨给辖区的274个接种点。

(2)有合格签证。在疫苗使用前，每批次疫苗均应有国家食品药品监督管理部门批准签发的"生物制品批签发合格证"。

(3)对可能发生的异常反应进行全方位监测。在各种疫苗接种过程中，疾控中心对疫苗的预防接种异常反应进行全方位的监测，发现问题及时进行调查和处理。

(4)接种门诊与接种人员应进行严格培训。在各类疫苗接种前，各级疾控部门应对参加疫苗接种的接种人员进行严格的技术培训，同时对各接种点进行规范化门诊建设和及时检查，不合格的取消接种资格，以确保各接种点的接种质量。

专家最后指出，在杭州接种各类疫苗是非常安全的，请广大市民放心。

65. 麻疹发病有哪些特点？

麻疹是一种由麻疹病毒引起的急性发疹性呼吸道传染病，老百姓称它为"出疹子"或"生痧子"。它的特点是传染性强，任何年龄层的人群都容易被感染。以前，发病多以小儿为主。近年来，大年龄组儿童，甚至成年人的发病有增多趋势。发病时，以发热、流涕、咳嗽、眼结膜炎、口腔黏膜斑及全身皮肤斑丘疹为主要特征。其有以下几个发病特点：

(1)主要通过空气飞沫传播。患者咳嗽、打喷嚏时，病毒随飞沫排出，直接到达易感者的呼吸道或眼结膜而发生感染。因病毒在体外抵抗力弱，故经间接接触传播的情况很少。

(2)治疗上尚无特效药。目前尚无直接杀死麻疹病毒的特效药物。

(3)主要并发症是肺炎。麻疹的并发症很多，但主要并发症是肺炎，约占麻疹死亡病例的90%以上，多见于5岁以下的小儿。麻疹还可并发喉炎、心力衰竭、中耳炎、脑炎、营养不良和维生素缺乏症以及亚急性硬化性全脑炎等，原有结核病灶者也可引起结核病灶扩散。

(4)发病率极低。目前，因小儿普遍接种麻疹疫苗，发病率已降至极低水平，但也不可大意。

(5)精心调养可度过危险期。采取精心护理的方法，增强患儿的抗病能力，可帮助患儿度过危险期，避免出现并发症。

66. 接种麻疹疫苗策略上有哪些改进？

为了更有效地预防与控制麻疹的发病，由杭州市疾病预防控制中心免疫预防所12人组成的科研小组花费4年时间，完成了一项课题——《疫苗时代麻疹发病高危人群免疫策略研究》，并通过浙江省、杭州市专家组的验收，得到了极高的评价。该研究通过大量的调查，针对杭州地区人群提出了明确有效的麻疹免疫接种策略。

专家介绍，自实施计划免疫以来，我国麻疹发病率已大幅下降。2004年，麻疹发病率下降到5/10万；但2005年出现了明显回升，报告发病率接近10/10万。近年来，以往计划免疫工作较好的地区也出现较多的麻疹暴发点；同时，麻疹流行病学特点也发生了改变，其中较为突出的是发病年龄分布出现"两头大，中间小"的特征，流动人口成为麻疹疫情控制的难点等。

该课题研究获得了一些重要发现。

通过对近年来杭州市麻疹流行病学特征的系统分析，结合人群麻疹免疫水平、麻疹疫苗免疫效果评价等资料，该课题研究得出以下重要结论：

(1)疫苗时代，麻疹发病的高危人群为周岁内婴儿，尤其是未满8月龄且未接种麻疹疫苗的对象，同时，也应警惕托幼年龄和成人麻疹发病率出现回弹。

(2)流动人口病例多于常住人口，而且两者麻疹疫苗免疫史差别显著。因此，加强针对流动人口尤其是流动儿童的免疫规划工作，是降低麻疹发病率的关键之一。

(3)处于生育高峰的20～30岁年龄组育龄妇女麻疹免疫水平较低。

根据以上结论，课题组建议应对接种麻疹疫苗进行以下策略调整：

(1)实行8月龄、18月龄和6周岁3剂次的麻疹疫苗免疫策略，可以有效地控制低年龄段人群的麻疹发病率。

(2)建议对婚检人群、大学生人群开展麻疹疫苗接种，以进一步提高成人尤其是育龄妇女的麻疹免疫水平，在控制成人麻疹发病率的同时还可以使未达到麻疹疫苗基础免疫年龄的婴幼儿发病风险明显下降。

最后，专家组还建议广大城乡居民：如果你的孩子到现在还没有完成麻疹疫苗常规免疫程序，请尽快到居住地附近的社区卫生服务中心进行补种；准备怀孕的妇女，怀孕前应提前到居住地附近的社区卫生服务中心接种麻腮风三联疫苗，以增强自身和婴儿对麻疹的抵抗能力。

67. 麻疹疫苗强化免疫，市民最关心哪些问题？

在杭州市开展麻疹疫苗强化工作期间，杭州市民向市疾控中心提出了不少问题。由于这些问题以后也会碰到，所以我们进行了系统的整理，并列在此以供大家参考。

问：孩子有哪些情况时，不能接种麻腮疫苗？

答：四种情况不能接种：①严重疾病、急性或慢性感染患者；②发热者；③对鸡蛋有过敏者；④对硫酸庆大霉素或硫酸卡那霉素过敏者。

问：孩子有哪些情况暂不接种，可在以后条件适宜时予以补种？

答：有三种情况暂不接种：①3个月内接种过免疫球蛋白；②近期注射过麻疹疫苗或其他减毒活疫苗，需间隔1个月后补种；③接种期间若有感冒、发热等症状，应待恢复健康后进行补种。

问：接种疫苗后，会发生严重反应吗？

答：麻腮疫苗的安全性很好，少数儿童在接种后24小时内可能出现注射部位轻微红肿、疼痛，多数情况下2~3天可自行消失；1~2周内，可能出现一过性发热反应，一般持续1~2天可自行缓解；6~12天内，少数儿童可能出现一过性皮疹，一般不超过2天可自行缓解，通常不需处理，必要时可对症治疗。如出现较严重的身体不适症状，请及时到医院就诊。

需要特别提醒的是，在疫苗接种后，请务必在接种门诊留下观察30分钟。

68. 麻疹在我国的流行情况如何？

麻疹在我国的流行情况与疫苗接种情况密切相关。

在麻疹疫苗使用以前，我国麻疹发病水平很高。根据卫生部的统计资料，1950—1965年，在未进行麻疹疫苗大规模接种前，我国年平均麻疹发病率为590/10万。过去，我国民间一直有"孩子出过疹和痘，才算解了阎王扣"的俗语，这里的痘指天花，疹就是指麻疹。如在1959年发生了全国范围内的麻疹大流行，报告发病人数约1000万，报告死亡人数约30万，年报告发病率高达1432/10万，病死率约为3%。

使用液体剂型麻疹疫苗，发病率不断下降。

1965年，我国开始使用液体剂型麻疹疫苗，此后发病率不断下降；至

20世纪70年代中期，发病率在(200～600)/10万之间波动，报告发病数在150万～500万例。1978年我国实施计划免疫，并开始建立冷链系统，麻疹发病率下降更为显著。实施麻疹计划免疫之后，我国的麻疹发病率下降了近99%。

1986年，麻疹疫苗改为有效期较长的冻干疫苗，并对儿童执行8月龄和7周岁两剂次免疫方案。此后，报告发病率在(4～12)/10万之间波动。

1998年，我国提出加快麻疹控制的目标，提高了麻疹疫苗的接种普及率。当年，麻疹报告发病率为4.5/10万。此后，每年报告病例在6万～10万例左右。2004年，全国开始实施传染病网络直报制度。由于统计方式发生变化，2005年麻疹报告发病率水平较上年增加近一倍，达9.5/10万。同年，全国麻疹疫苗第2剂次免疫程序由7周岁提前至18月龄至2周岁接种，疫苗剂量由原来的0.2mL/剂次调整为0.5mL/剂次。

2006年，我国所在的世界卫生组织西太平洋地区确定了到2012年实现消除麻疹的目标，将麻疹发病率降到0.1/10万以下，消除本土麻疹病毒传播。但是2006年、2007年、2008年，我国麻疹报告发病率仍接近10/10万，与世界卫生组织提出的消除麻疹目标尚有较大差距。

《2006—2012年全国消除麻疹行动计划》执行情况良好。

为实现该目标，更为了有效保护我国民众特别是儿童的健康与生命安全，参考世界卫生组织的建议，我国制定了《2006—2012年全国消除麻疹行动计划》，提出了综合性消除麻疹策略，其中包括在做好儿童常规免疫的基础上，开展麻疹疫苗强化免疫，以提高人群免疫力；同时开展疾病监测、加强疫情控制、控制风疹、控制医院感染及加强健康促进等。实施综合性消除麻疹策略之后，2009年全国麻疹发病率大幅下降，报告病例52461例，发病率为3.9/10万，每1万例病例中仅有7例死亡，为历史最低水平，但距离世界卫生组织确立的将麻疹发病率降至0.1/10万以下的目标还有一定距离。

69. 我国的麻疹流行情况在国际上处于什么水平？

2004年，全球报告麻疹病例数50.97万例；2008年，下降到28.19万例。5年间，非洲区、中地中海区、欧洲区麻疹报告发病数降幅均在70%以上；东南亚区也下降了42%；美洲区病例数最少，从2002年已无本土麻疹病例。但是，我国所在的西太平洋区病例数则由2004年的9.17万例上升到2008年的14.79万例，占全球总病例数的比例由2004年的18.0%上升到2008年的52.5%。近年来，由于人口基数大、人口流动频繁等原因，我国麻疹报告发病数一直占西太平洋区总报告数的80%以上，发病水平较高。

70. 为什么能够消除麻疹？

首先，消除麻疹在技术上是可行的。这是因为，虽然麻疹病毒有多个基因型，但其血清型只有一个，且抗原性稳定。人是麻疹病毒的唯一宿主，目前我们有可靠有效的疫苗可以预防，疫苗接种后所产生的血清抗体可以保护机体免受各种基因型麻疹病毒的感染。

其次，在操作层面上也是可行的。国际经验证明，消除麻疹是可以实现的，如美洲区从2002年11月起就实现了消除麻疹目标；国内消灭天花和脊髓灰质炎的经验也证明，疫苗可预防的传染病是可以控制、消除甚至消灭的。

71. 我国消除麻疹的策略与其他国家有什么相同之处？

我国消除麻疹的策略与世界上大多数国家基本相同。为实现消除麻疹目标，我国参考世界卫生组织的建议，制定了《2006—2012年全国消除麻疹行动计划》，提出了综合性消除麻疹的策略。这一综合性消除麻疹策略的核心是免疫接种，即通过常规免疫和对重点人群定期开展麻疹强化免疫活动，形成覆盖全人群的免疫屏障。综合性消除麻疹策略还包括开展疾病监测、加强疫情控制、控制风疹、控制医院感染及加强健康促进等。

从国际上来看，世界各国为实现控制及消除麻疹的目标，在加强常规免疫的基础上，开展了一系列强化免疫活动。据世界卫生组织提供的资料，2000—2008年，在世界卫生组织六个区域中，共有136个国家和地区开展了407次麻疹疫苗强化免疫活动，这些活动的开展有效地降低了当地和全球的麻疹发病率。从我国情况来看，2004—2009年，先后有27个省（市、区）开展了本省（市、区）范围的消除麻疹强化免疫活动，有力地推动了消除麻疹的进程。

72. 我国消除麻疹的措施与其他国家有什么
不同之处？

目前，全球范围内只有美国和加拿大等少数发达国家通过加强常规免疫工作实现了消除麻疹的目标。而其他多数国家均是在实施2剂次麻疹疫苗常规免疫的基础上，通过定期开展全国性的强化免疫来实现消除麻疹目标的。

我国目前所执行的消除麻疹策略是在世界卫生组织推荐策略的基础上，借鉴已实现消除麻疹目标的国家的经验，并结合我国实际而制定的，基本策略与其他国家一致，但因我国是发展中国家，人口多，地域广，各地经济水平差异大，在我国实现消除麻疹目标更具挑战性。

在制定我国消除麻疹的措施时需考虑：在一些相对贫困的地区，麻疹疫苗常规接种率还没有达到消除麻疹的需要；在经济发达地区，由于流动人口儿童免疫规划管理存在薄弱环节和具体困难，在学校、托幼机构、医院等人口密集的场所容易加速麻疹的传播，不时会出现麻疹的暴发或流行；此外，由于多年来易感人群不断积累，全人群尚未形成免疫屏障，不能有效地阻断麻疹病毒在全国的传播。因此，全国范围统一开展麻疹疫苗强化免疫活动，是为了更有效地消除麻疹、确保民众健康尤其是儿童健康而采取的针对性策略。

73. 为什么要进行麻疹疫苗强化免疫？

什么是麻疹疫苗？

麻疹疫苗是用麻疹病毒减毒株制成的减毒活疫苗，可用于预防麻疹。

接种疫苗是预防麻疹最经济、最有效的手段。麻疹病毒有多个基因型，但血清型只有一个。我国与世界上其他国家一样，使用的麻疹疫苗株均为A基因型麻疹病毒制成的减毒活疫苗，疫苗接种后所产生的血清抗体可以保护机体免受各种基因型麻疹病毒的感染。

我国曾对国内外麻疹减毒活疫苗进行了为期25年的免疫持久性对比研究观察，结果表明，我国生产的疫苗与国外生产的疫苗在免疫原性及免疫持久性方面没有任何差别。

麻疹疫苗应该接种几次？分别在什么年龄阶段？

国家规定的常规免疫接种为两剂次，分别在8月龄的麻疹疫苗（麻腮或麻风疫苗）和18～24月龄的麻腮风疫苗接种。

麻疹疫苗接种一次，可以保护孩子多久？

世界卫生组织认为，在麻疹疫苗免疫成功的前提下，抗体可以持续很长时间，至少能够维持26～33年（具体可参见2009年世界卫生组织关于麻疹疫苗立场文件）。我国观察结果表明，接种麻疹疫苗后25年，还有85%以上的人有保护性抗体。但由于个体体质的原因，麻疹疫苗接种后也可能会发生没有产生抗体的情况，这部分人在周围有麻疹流行的情况下仍可能被感染。

74. 孩子已接种过麻疹疫苗，为什么强化
免疫还要接种？

一般情况下，接种麻疹疫苗后，个体可以得到有效保护。但这也会因受种者年龄及个体体质的不同而异。接种后没有产生抗体的情况称为免疫无应答（或免疫不成功），这部分人在周围有麻疹流行的情况下仍可能被感染。

通常情况下，麻疹疫苗在婴儿8月龄接种首剂时血清抗体阳转率约为85%，也就是说100个受种婴儿中有85个会产生免疫力；在18月龄复种时血清抗体阳转率约为95%。完成两剂次接种者，血清抗体阳转率可能达到99%，但仍存在免疫不成功的人群。免疫不成功的人群累积到一定程度就可能导致麻疹局部暴发。对于人群来讲，至少需要有95%的人有抗体才可以产生人群免疫力，形成免疫屏障，阻断麻疹病毒传播；对于个体而言，通过强化免疫再次接种麻疹疫苗，可以使未接种麻疹疫苗或接种后免疫无应答的孩子增加产生抗体的机会，降低感染麻疹的风险。而且，即使个体没有产生抗体，通过强化免疫建立起来的人群免疫屏障也会对儿童产生保护作用。

强化免疫为各种原因导致免疫不成功的人群提供了一次补种的机会，这对于免疫史不详或未完成两剂次免疫的人群尤为必要。国际上在开展强化免疫时，通常不考虑目标人群既往的麻疹疫苗免疫史，都接种1剂麻疹疫苗，以便建立起高水平的人群免疫屏障。因此，除具有接种禁忌证的人群外，其他目标人群都应该按照当地政府的统一部署，在强化免疫期间接种麻疹疫苗。

需要强调的两点：①国内外的研究均表明，多次接种麻疹疫苗不会增加不良反应发生的概率。②接种麻疹疫苗既是对个体的保护也是对群体的保护，未接种者发病会影响周围其他人的健康。只有人群免疫力达到很高水平，才有可能阻断麻疹病毒的传播，彻底消除麻疹的危害。

全国麻疹疫苗强化免疫活动是消除麻疹的重要措施，是政府在充分考虑个体及群体疾病控制效果的基础上为解决公共卫生问题采取的利民举措。家长有权利让自己的孩子得到预防麻疹的机会，同时也有义务为建立全人群免疫屏障、保护我国儿童不受麻疹疾病的侵扰作出贡献。当然，疫苗接种需要家长的知情和同意，如有发热等身体不适、禁忌证等情况可缓种或不接种麻疹疫苗。

75. 是不是麻疹疫苗质量有问题，所以才需要再接种一次？

开展强化免疫是我国提出的综合性消除麻疹策略的重要组成部分，与疫苗本身无关。实施强化免疫的主要目的，一方面是为以往未接种过疫苗的儿童或因个体差异等其他原因免疫不成功的儿童提供一次补种的机会，从而使儿童产生有效的免疫力；另一方面，在短时间内对特定人群开展麻疹疫苗强化免疫可迅速提高人群免疫力，形成免疫屏障，有效阻断麻疹病毒的传播。

76. 有什么证据可证明强化免疫是有效的？

世界卫生组织将强化免疫定为消除麻疹的最有效策略之一。从世界各国的实践来看，也有力地证明了这一点。

比如，美洲国家消除麻疹的成功经验证明了麻疹强化免疫策略的有效性。美洲国家自1994年确立阻断本土麻疹病毒传播的目标以来，在控制麻疹方面取得了重大进展。泛美卫生组织（PAHO）报告麻疹发病情况的41个国家中，有39个国家于1989—1995年期间开展了麻疹疫苗强化免疫活动和每4年进行1次后续麻疹疫苗强化免疫活动，至2001年仅发现537例麻疹确诊病例，为历史最低水平。2002年，只有委内瑞拉和哥伦比亚有本土麻疹病毒传播。2002年11月以来，美洲区未发现有本土麻疹病毒传播。

拥有约7000万总人口和相对较高麻疹疫苗常规接种率的6个南非国家（博茨瓦纳、马拉维、纳米比亚、南非、斯威士兰、津巴布韦）自1996年采取消除麻疹策略后，除了对9月龄儿童进行麻疹疫苗常规接种外，还针对9月龄至14岁儿童开展全国范围的初始强化免疫活动和每3~4年进行1次针对5~59月龄儿童的后续麻疹疫苗强化免疫活动。大约有2400万的9月龄至14岁儿童接种了麻疹疫苗，接种率达到91%。麻疹病例数也由1996年的6万例临床诊断病例下降至2000年的117例实验室确诊病例；麻疹报告死亡人数由1996年的166例减少至2000年无死亡病例。

韩国2000—2001年发生了麻疹大规模暴发疫情，之后韩国政府提出到2006年消除麻疹的目标。2001年5—7月，针对8~16岁学龄儿童开展了麻疹强化免疫，再辅以对3~6岁学龄前儿童开展高质量的入学查验接种证，对3岁以下儿童加强常规两剂次免疫，使接种率高于95%，使得韩国在2002—2006年一直维持着消除麻疹的状态。

日本从2008年开始针对13~18岁儿童分年龄组分别开展强化免疫，持续5年。2009年，其麻疹发病数较2008年下降了93%。目前，麻疹发病数维持在较低水平。

2004—2009年，我国开展麻疹疫苗强化免疫的省（市、区）在强化免疫后麻疹发病数均显著下降，不仅强化免疫目标人群的发病数明显下降，而且因传染源减少，非目标人群的发病数也明显减少。如贵州、新疆、海南等省（自治区）在强化免疫后，麻疹发病数较强化免疫前降幅均在90%以上。贵州省开展强化免疫后，发病率由2004年的23.3/10万下降到2005年的0.7/10万；海南省2006年开展强化免疫后，麻疹发病数大幅下降，近年来一直保持发病率低于0.1/10万。

2009年，我国麻疹发病率为3.9/10万（52461例），为有麻疹监测数据以来的最低水平。其中，开展过强化免疫活动的省（市、区）和未开展过强化免疫活动的省（市、区）在发病情况方面差异显著：2004—2008年，开展强化免疫省（市、区）报告的病例数较2008年下降76%，2009年开展强化免疫的省（市、区）较2008年下降44%，而未曾开展强化免疫的4个省（市、区）仅下降1.6%。

77. 可否先给孩子检查有无抗体，再决定是否接种？

从理论上讲，如个体产生了明确针对麻疹的抗体，可以不用再接种麻疹疫苗。但是，对群体而言，通过普查检测每个个体是否有麻疹抗体，组织困难且不具有可操作性，从公共卫生的角度而言，也不具成本效益。

世界卫生组织在关于麻疹疫苗的立场文件中明确提到，在制定消除麻疹目标的国家，应通过强化免疫消除易感人群，强化免疫活动对象无论既往有无患病史及免疫史，均应接种一剂麻疹疫苗。

78. 如果我的孩子已经得过麻疹，还需要接种么？

如果是经实验室确诊得过麻疹，理论上不需要再接种麻疹疫苗。但很多情况下，麻疹的诊断是医生临床诊断，未经实验室的严格病毒检测，也可能是其他发热出疹性疾病被当作麻疹。因此，就强化免疫而言，建议您的孩子再接种一剂麻疹疫苗。

79. 刚刚开展过麻疹疫苗强化免疫，为何一年后又要再接种？

近年来，我国部分省(市、区)为控制麻疹疫情开展了多次局部的麻疹疫苗查漏补种活动，但因时间不统一、范围各不同、对象有差异、人口流动大，以及小范围强化免疫活动声势小、工作落实难度大，相对削弱了强化免疫短期内在全国范围建立有效持久的免疫屏障、全面提高人群免疫力的作用。因而，全国麻疹疫情虽有大幅下降，但各地发病仍呈此起彼伏、延绵不绝之势，麻疹病毒的传播不能被切实打断，发病得不到有效控制。因此，为加快消除麻疹进程，2010年9月，卫生部决定在全国范围内统一开展一次针对适龄儿童的麻疹疫苗强化免疫活动，一举解决多年来累积的易感人群问题，建立起高水平的全人群免疫屏障。

另外，本次强化免疫接种对象年龄范围与一年前有所不同，部分儿童以往也未曾接受过强化免疫。

80. 为何选择在9月份用10天的时间集中开展强化免疫？

强化免疫时间的选择是卫生部及有关专家在综合考虑各种因素的基础上作出的科学决策。①9月份是麻疹流行的低发季节，也是流感等其他呼吸道传染病的低发季节，在这期间接种，可以尽量避免传染病的干扰和预防接种偶合现象的发生；②9月份学生开学，便于统一接种和管理；③9月份气候适宜，避开了严寒与酷暑。

短时间内在全国统一开展麻疹疫苗强化免疫接种活动，有助于充分集中利用卫生资源，扩大活动声势，广泛动员全社会参与，得到广大儿童家长的配合，并尽量减少因人口流动导致接种遗漏的现象发生，在全国快速建立起针对麻疹的人群免疫屏障。

81. 强化免疫结束后多长时间可以接种其他疫苗？

强化免疫结束后要间隔一个月接种麻风、麻腮风、水痘等减毒活疫苗。对于灭活疫苗，理论上可以任何间隔接种，但为了区分疫苗接种异常反应，一般间隔2周左右再接种灭活疫苗。

82. 如何保障疫苗运输安全？

麻疹疫苗要求在2～8℃的条件下避光储存和运输。《中华人民共和国药典》、《疫苗储存和运输管理规范》、《预防接种工作规范》等明确规定了疫苗冷链储存、运输和冷链监测的要求。各级疾控机构和接种单位通过冷链设备建设和有效管理，确保疫苗在规定的温度条件下冷链储存、运输。基层接种点主要通过冰箱、冷藏包等设备来保证疫苗的冷链储存、运输和使用。

83. 强化免疫如何保障接种人员规范接种？

《疫苗流通和预防接种管理条例》规定，应由经过县级人民政府卫生主管部门组织的预防接种专业培训并考核合格的执业医师、执业助理医师、护士或者乡村医生承担预防接种工作。接种人员须按照《预防接种工作规范》和本次麻疹疫苗强化免疫的技术方案要求，规范接种服务。

强化免疫时间短、任务重、强度大，各级卫生行政部门在开展强化免疫活动前，已制定了详细的麻疹疫苗强化免疫活动实施计划，并对相关人员开展了有针对性的培训，以确保强化免疫活动安全有序开展。

84. 如何监督管理各接种点？如何辨别接种点资质？

《疫苗流通和预防接种管理条例》第八条规定，经县级人民政府卫生主管部门依照本条例规定指定的接种单位承担预防接种工作。县级人民政府卫生主管部门指定接种单位时，应当明确其责任区域。卫生行政部门会对取得资格的接种单位进行定期审核。

如家长对接种单位的资格有疑问，可以咨询当地的卫生行政部门或其指定的部门，咨询渠道可以从相关部门的政府网站上查询。

85. 如何了解疫苗生产批号、生产日期、 厂家等信息？

《生物制品包装规程》对生物制品的包装及说明书进行了规定：批号和有效期应用打码机直接打印在包装箱上，瓶签上注明有效期，每个最小包装盒上应附有药品说明书，说明书上注明有效期。

接种时，家长可咨询接种医生。

86. 流动儿童和留守儿童如何接种？

孩子在本地没有户口，可以接种吗？是否需要回老家接种？

预防接种实行居住地管理。也就是说，不管孩子有没有本地户口，均可以在现居住地接种，不必回老家接种。

家长在外务工的留守儿童如何接种？

当儿童家长在外务工时，可由其他儿童监护人带领儿童去居住地接种单位按时接种疫苗。

87. 什么情况下，不能接种麻疹疫苗？

预防接种前，请家长务必了解孩子的身体健康状态，并如实告知接种医生。如果您的孩子有以下情况，则不能接种麻疹疫苗：

(1)患严重疾病、急性或慢性感染者；

(2)发热者；

(3)对鸡蛋有过敏者；

(4)对硫酸庆大霉素或硫酸卡那霉素过敏者。

如果您的孩子有以下情况，则暂时不能接种麻疹疫苗，但可在以后条件适宜时予以补种：

(1)3个月内接种过免疫球蛋白；

(2)近期注射过麻疹疫苗或其他减毒活疫苗，需间隔1个月后补种；

(3)强化免疫期间有感冒、发热等症状，待恢复健康后进行补种。

88. 孩子是过敏体质，能不能接种？

如果您的孩子对麻疹疫苗所含任何成分，包括辅料及抗生素(硫酸庆大霉素和硫酸卡那霉素)过敏，则不能接种。如果对麻疹疫苗所含成分不过敏且无其他禁忌证，则通常可以接种，但需注意加强观察。

曾患过敏性喉头水肿、过敏性休克、阿瑟反应、过敏性紫癜、血小板减少性紫癜等严重过敏性疾病者不能接种。

对过敏物不详的过敏体质者，由于存在对麻疹疫苗过敏的可能性，请家长在带孩子接种麻疹疫苗前仔细核实过敏史，再决定是否接种麻疹疫苗。

具体情况也可咨询接种人员。

89. 孩子身体有这些情况，能不能接种？

孩子有慢性病，能不能接种？

孩子患有严重慢性疾病或处在慢性疾病的急性发作期时都不能接种。轻度慢性病或慢性病患者稳定期可以接种麻疹疫苗，但应排除其他麻疹疫苗接种禁忌证。

孩子免疫功能低下，能不能接种？

麻疹疫苗是减毒活疫苗，免疫功能低下者接种后，疫苗不良反应的发生概率和严重程度均会增加。因此，明确诊断为免疫功能低下者不能接种麻疹疫苗。一般而言，免疫功能低下者易患感染性疾病（如经常患感冒、肺炎等），家长借此可大致判断孩子是否免疫功能低下，必要时可到医院做免疫功能检查。

孩子有神经系统疾患，能不能接种？

曾患或正患多发性神经炎、格林巴利综合征、急性播散性脑脊髓炎、脑病、癫痫等严重神经系统疾病，或其他进行性神经系统疾病者不能接种麻疹疫苗。

孩子之前接种疫苗后，不良反应很剧烈，能不能接种？

如果孩子以往接种含麻疹成分的疫苗（如麻疹疫苗、麻疹－风疹联合疫苗、麻疹－腮腺炎联合疫苗、麻疹－风疹－腮腺炎联合疫苗）曾发生异常反应，则不能接种麻疹疫苗；以前接种含麻疹成分的疫苗曾有一般反应的儿童，恢复后可以接种；如果儿童接种非麻疹成分疫苗后曾发生不良反应，接种麻疹疫苗不一定会发生不良反应。因此，只要不属于麻疹疫苗接种禁忌证，通常都可以接种。

90. 接种疫苗会不会影响孩子的生长发育？

少数儿童接种麻疹疫苗后可能出现发热、注射部位红肿等一般反应，通常1~2天内便会自愈，必要时对症治疗也可完全恢复；接种麻疹疫苗引起的异常反应极为罕见，一旦怀疑，只要及时就医也可康复。接种麻疹疫苗不会影响孩子的生长发育。

91. 孩子因健康原因错过了强化免疫，该如何补种？

如果您的孩子由于发热或过敏等原因错过了强化免疫集中接种的时间，则应在症状消除、恢复健康后尽快去当地预防接种门诊或指定地点补种。但对麻疹疫苗过敏者不能接种麻疹疫苗，家长可电话咨询接种点，询问补种安排。

92. 孩子刚刚接种过其他疫苗，能马上接种麻疹疫苗吗？

麻疹疫苗如需与其他免疫规划疫苗同时接种，应在不同部位接种。麻疹疫苗不可与其他疫苗混合吸入同一支注射器内接种。麻疹疫苗与其他减毒活疫苗如未同时接种，应至少间隔一个月再接种。

为确保全国麻疹疫苗强化免疫活动统一开展，对目标儿童实施强化免疫接种前后一个月内，将暂停安排减毒类活疫苗的预防接种。

93. 接种麻疹疫苗后，孩子可能出现哪些不良反应？

同所有药物一样，疫苗对人体而言毕竟是一种异物。绝大多数健康人接种后不会发生任何不良反应，只有极少数因个体差异在接种后发生不良反应。麻疹疫苗也是如此，少数人接种麻疹疫苗后可能会发生不良反应。

（1）常见不良反应：接种疫苗后24小时内，在注射部位可出现疼痛和触痛，多数情况下会在2~3天内自行消失；接种疫苗后1~2周内，可能出现一过性发热反应，其中大多数为轻度发热反应，一般持续1~2天后自行缓解；接种疫苗后6~12天内，少数儿童可能出现一过性皮疹，一般不超过2天可自行缓解。

(2)罕见不良反应：重度发热反应。

(3)极罕见不良反应：过敏性皮疹，一般在接种疫苗后72小时内出现；过敏性休克，一般在注射疫苗后1小时内发生；过敏性紫癜；血小板减少性紫癜等。

如果孩子接种后出现发热，在37.1~37.5℃时(腋温)，应加强观察，适当休息，多饮水，防止继发其他疾病；当发热超过37.5℃，或37.5℃以下并伴有其他全身症状、异常哭闹等情况，则应及时到医院诊治。对于红肿直径小于1.5厘米的局部反应，一般不需任何处理；对于红肿直径在1.5~3厘米的局部反应，应可用干净的毛巾热敷，每日数次，每次10~15分钟；对于红肿直径大于3厘米的局部反应，应及时到医院就诊。

麻疹疫苗强化免疫是一项公共卫生措施，在保护人群健康的同时，极个别人因个体差异承担了发生异常反应的风险。对麻疹疫苗接种后出现的严重疑似异常反应，应遵照"先临床救治，后调查诊断"的原则，做到早期、正规、系统的治疗。疑似预防接种异常反应经过疾病预防控制机构组织调查诊断专家组进行调查诊断后，如果认定为预防接种异常反应，应按照省级人民政府制定的预防接种异常反应补偿办法，给予受种者一次性补偿。

94. 麻疹疫苗异常反应的发生率是多少？

根据世界卫生组织对含麻疹成分疫苗(麻疹／麻风／麻腮风疫苗)的不良反应的研究结果，其一般反应发生率分别为：局部疼痛、肿胀、红晕，约为10%；38℃以上发热为5%~15%；烦躁、不适和全身症状(包括轻度皮疹、结膜炎或关节痛)为5%。其异常反应发生率分别为：热性惊厥，330/100万剂次；血小板减少症，30/100万剂次；不伴休克的急性过敏反应，10/100万剂次；过敏性休克，1/100万剂次；脑病，小于1/100万剂次。

95. 孩子发生不良反应，家长该怎么办？

家长一旦怀疑自己的孩子接种麻疹疫苗发生了预防接种不良反应，应及时咨询当地接种单位或疾控机构，报告反应的发生情况，在医生的指导下积极进行临床诊治。

96. 接种疫苗之后，孩子以前的病（如肺炎）会复发吗？

儿童接种麻疹疫苗后通常不会导致以前的疾病复发或者加重，但患脑病、未控制的癫痫和其他进行性神经系统疾病者除外，这些严重神经系统疾患属于麻疹疫苗的接种禁忌证之一。

97. 多次接种麻疹疫苗，会不会对孩子的健康产生影响？

大量研究资料表明，多次接种麻疹疫苗，不会对孩子的身体健康有负面影响，不会增加不良反应的发生概率，也不会增加不良反应的严重程度。

98. 疑似预防接种异常反应，由谁作出权威结论？

疑似预防接种异常反应的发生原因比较复杂，因此我国法律规定，接种任何疫苗（包括麻疹疫苗）出现的疑似预防接种异常反应通常由县级疾控机构组织专家进行调查诊断；对于怀疑与预防接种有关的死亡、严重残疾、群体性疑似预防接种异常反应和有重大社会影响的疑似预防接种异常反应，由市级或省级疾控机构组织预防接种异常反应调查诊断专家组进行调查诊断，判断反应的发生原因，是否属于预防接种异常反应。

任何医疗机构和个人不能作出预防接种异常反应的调查诊断结论。受种方、接种单位、疫苗生产企业对预防接种异常反应调查诊断结果有争议时，可按照《预防接种异常反应鉴定办法》有关规定，向所在地的市级、省级医学会申请预防接种异常反应的鉴定，省级医学会作出的鉴定结论为最终结论。

99. 什么是偶合症？

偶合症是指受种者在接种疫苗时正处于某种疾病的潜伏期或者前驱

期，接种后这种疾病发作，与预防接种仅在时间顺序上形成了巧合关联，但并无实质关联。受种者存在某些基础疾病（自身或其家长对病史并不了解或未向接种医生提供病史），接种时巧合发病（急性复发或加重），也属于偶合症，此时预防接种可能是基础疾病的刺激因素，但疫苗本身不是基础疾病发作的根本原因。

预防接种中最常见的偶合症是偶合急性传染病、内科疾病等。例如，麻疹强化免疫过程中出现的群体性不明原因发热可能是上呼吸道感染所致。最严重的偶合症为猝死，但比较罕见。预防接种后突发死亡可能与受种者本身潜在的疾病（如心血管疾病）有关，或因窒息、感染等因素造成。麻疹疫苗接种后，偶合症所涉疾病的发生概率取决于疫苗的接种率及所涉疾病在受种人群中的基础发生率。

100. 如何避免心因性反应的发生？

预防接种心因性反应实际上是指预防接种实施过程中或接种后因受种者心理因素发生的个体或群体反应。心因性反应不是由于疫苗固有性质引起的，与疫苗本身无因果关系，而与受种者的精神或心理因素有关，不属于预防接种异常反应。

心因性反应主要发生于处在生理发育期的儿童，特别是小学生和初中生，因此，在给小学生和初中生开展麻疹疫苗强化免疫时要注重群体性心因性反应的防范。其防范对策及措施如下：

（1）宣传教育，预防为主。平时要做好预防接种的宣传教育工作，特别是应讲清接种后可能出现的反应及其处理原则，使接种者心理上有所准备，避免出现反应后精神紧张和恐惧。注射时避免一过性刺痛而引起的晕针，避免让接种者在空气流通不畅的场所或在饥饿、疲劳时进行接种。

（2）排除干扰，疏散患者。一旦发生群体性心因性反应，应及时疏散患者，隔离治疗，避免相互影响或暗示造成连锁反应，尽量缩小反应面。

（3）避免医疗行为的刺激，无需补液者应避免输液。

（4）疏导为主，暗示治疗。正面疏导，消除恐慌及顾虑心理，稳定情绪，可辅以药物治疗，应用小剂量镇静剂，也可采用暗示疗法，暗示受种者不过度关注预防接种及机体反应。

（5）仔细观察，适度处理。群体反应人员复杂，个体差异较大，应注意接种反应之外的并发症，并及时报告家长及学校，要求积极配合做好治疗工作。

101. 麻疹如何进行个人和家庭预防？

个人和家庭对麻疹可采取如下防控措施：

(1)坚持"四早"，即早发现，早就诊，早隔离，早治疗。如有并发症（如肺炎等），要及时送医院治疗。对患者严密隔离，应隔离患者至出疹后5日，如有并发症时应延长10天。流行期间，托儿所、幼儿园等儿童机构应暂停接送和接收易感儿童入所。

(2)加强通风换气。居室注意通风换气，充分利用日光或紫外线照射。做到"三晒一开"，即晒被褥、晒衣物、人常晒太阳和开窗换气。室内保持清洁，空气流通，避免人群集会，尽量不到公共场所。

(3)密切观察易感儿童。对有密切接触史的易感儿童，应医学观察21天，并在接触后及早进行应急麻疹疫苗接种。对体弱、年幼的易感儿童，可采取被动免疫的措施，注射丙种球蛋白，在接触患者5日内应用足量注射，可完全保护易感儿童避免发病。有密切接触史的体弱、患病、年幼的易感儿童，应肌注丙种球蛋白和胎盘球蛋白，接触后5日内注射者可防止发病，6～9日内注射者可减轻症状，免疫有效期3周。

(4)接种麻疹疫苗。这是预防麻疹最有效的根本办法，接种后抗体阳转率达95%以上，保护率可高达90%以上。麻疹流行前1个月，未患过麻疹的8个月以上幼儿或易感者可提前接种麻疹疫苗。现在国家进行麻疹疫苗接种为8月龄初始一针，18～24月龄时复种一针，6岁再加强一针。

102. 家有麻疹病孩，如何有效护理？

如果孩子发病较轻，家长可按以下处理原则在家里护理：

(1)居室安静，空气清新。应将病儿安置在安静、空气清新的房间里，每天开窗2～3次，换换空气。但通风换气时应使患儿避开风口，不能直吹，并适当增加衣被，包裹好；待换气后，并关好门窗，室内复温时，再撤去多余的衣被。

(2)不要硬"捂"。有些老人认为疹子要"捂"，不肯开窗，怕疹子憋回去，结果使室内空气污浊，患儿高热，导致抽搐等并发症。因此，不要硬"捂"。

(3)加强隔离。麻疹是呼吸道传染病，对患儿一定要采取隔离措施，期限是出疹后5日。家长有感冒或咽部带菌者，最好暂不直接接触患儿。

(4)不强行退热。前驱期及出疹期高热时，不宜采用冷敷或较强的退热剂，以防疹子出不顺。对高热患儿，为减少高热对机体的不良影响，可酌情给予小剂量退热剂，使体温降至38～38.5℃，但忌大量发汗而急速降温。

(5)补充水分，饮食清淡。患病期，小儿体力消耗大，食欲差，应注意补充大量水分及多种维生素；饮食宜清淡、易消化，一次不宜多吃，可少量多餐。

(6)注意眼、鼻、口卫生。眼鼻分泌物多，勿使堆积，要用温水或3%硼酸水勤洗，保持鼻腔通畅。遇有结膜炎，可滴用0.25%氯霉素眼药水。每次喂饭、喂药和吃水果后，要喂少许温开水，并定时(每日数次)用生理盐水或3%碳酸氢钠溶液清洗口腔。

(7)防止痰液沉积。咳嗽者可服止咳化痰药，原则是多用祛痰剂、少用镇咳药。常用的祛痰剂有棕色合剂、小儿止咳糖浆、蛇胆川贝液及枇杷露等。痰黏或声音嘶哑时应给雾化吸入，每日4～6次，并定时翻身拍背，以利于引流，防止痰液沉积。

(8)情况严重应去医院。疹出不透或出现并发症时，应去医院就诊，在医生指导下合理用药。

103. 麻疹就医有何好建议？

目前，对麻疹尚无特效治疗，关键在于细心护理，积极防治并发症。对单纯麻疹患者一般采取对症支持疗法即可，病情较重者可用中西医结合治疗，伴并发症者应治疗相应的并发症。

治疗建议如下：

(1)一般治疗。卧床休息，房内保持适当的温度和湿度；有畏光症状时，房内光线要柔和；给予容易消化的富有营养的食物，如牛奶、豆汁、稀粥、菜汤及鸡蛋等；补充足量水分；保持眼睛、口腔、鼻和皮肤的清洁；发现眼膜炎时，可用3%硼酸水或温热生理盐水清洗。

(2)对症治疗。高热时可用小剂量退热剂；烦躁可适当给予苯巴比妥等镇静剂；剧咳时用镇咳祛痰剂；继发细菌感染时可用抗生素。麻疹患儿对维生素A需要量大。世界卫生组织推荐，在维生素A缺乏区的麻疹患儿应补充维生素A，小于1岁者每日给10万单位，年长儿20万单位，共持续2日。有维生素A缺乏症状者1～4周后应重复。

　　(3)中药治疗。需辨证施治。

第五章　流行性感冒预防方法

104. 预防季节性流感有何好办法？

季节性流行性感冒(简称流感)是人类的常客。

季节性流感每年都会再现，在南方好发和多发于冬春季节。流感是由流感病毒引起的急性上呼吸道感染类疾病，属全球性流行疾病，发病有严格的季节性。由于流感病毒经常变异，人群感染后不易获得长久的免疫，所以各类人群都是流感易感者。

目前公认，季节性流感可通过空气和接触两种方式传播。据卫生部《全国法定传染病疫情》报告显示，2012年2月份全国报告的流行性感冒病例数比1月份报告病例数增加42.33%，各地"流感"前哨医院监测均显示流感样疾病的患者明显高于往年同期，提示我们做好春季"流感"预防十分重要。以往预防中多注重空气消毒而忽视接触传播途径的重要性，现一并介绍。

以下五大举措能有效防范流感。

(1)保持空气清洁。流感常发生于冬春季节。冬春季天气阴冷，人们多聚在有取暖设施的室内，开窗机会少，空气污浊度大，是引发流感传播的重要原因。在流感季节，预防呼吸道传染病的重要方式仍是戴口罩、少去公共场所、开窗通风和户外活动。自驾爱车，进入车厢后和在长途行驶中注意开窗通风，保持车内空气新鲜，减少感染的机会。

(2)保持手部清洁。流感病毒随着流感患者和带菌者的活动将病菌散布在空间，它们聚集成微小的菌粒后随尘埃降落在人居环境的各种部位。

由于流感病毒在外环境中能自然生存，因此人在日常生活中会不断地沾染各种病菌，在不知不觉地触摸脸、揉眼、揉鼻子、擦嘴时将病菌带到引发疾病的部位。因此，其重要的预防措施是养成良好的洗手习惯，用消毒湿纸巾、泡沫涂手剂可保持手的清洁。

（3）保持室内干燥。保持居室和各类场所室内干燥能降低病菌存在的概率。厨房和卫生间在烹调和洗漱过程中，热蒸汽极易在瓷砖墙面上形成水珠，加大室内湿度而使病菌繁殖。空气中的尘埃和病菌极易被粘附，久而久之就形成了病原集聚场所。每隔一周擦拭瓷砖墙面是保持室内卫生的一个好方法。

（4）保持卧具卫生。在阳光明媚的日子，晒被晾褥既能使卧具松软又能消毒杀菌。冬春季节，阳光稀少、强度微弱，保持被褥卫生的方法是每隔2～3天用吹风机的高热风在被头、枕头上吹3～5分钟，也能起到良好的杀菌作用。

（5）保持玩具清洁。幼儿是各种传染病的重要易感人群，在幼儿园中每周对各种玩具用0.3%含氯消毒剂浸泡消毒；在小学和其他公共场所的桌、椅、凳、门把手及扶手等物体表面用0.3%～0.5%含氯消毒剂擦抹消毒，每周一次，能达到有效的预防作用。

105. 流感来临，预防为什么最为紧要？

季节性流感对人体的危害程度不亚于甲型H_1N_1流感。

从2010年起，专家预测，甲型H_1N_1流感病毒同季节性甲型H_3N_2流感病毒和乙型流感病毒将有可能共同流行。随着冷空气来袭，我国将进入季节性流感高发期和多发期。中国疾病预防控制中心流行病专家曾光在2010年全国流感防控会议上提醒公众，季节性流感对人体的危害程度不亚于甲型H_1N_1流感，儿童、老年人、糖尿病和心血管等慢性病患者要提高警惕，及时接种流感疫苗，全面防控。

流感大流行无法预测，早期应对极为重要。

中国疾病预防控制中心流感专家舒跃龙认为，流感大流行是无法预测的。甲型H_1N_1流感病毒在流感季节还会继续在人群中流行、存在，但是这个病毒不会在人群里引起像2009年那样的流感大流行。不知道下一次大流行会在什么时候发生。正因为如此，当可以导致流感大流行的病毒刚刚出现时就发现它，并在其出现早期就快速地加以应对是非常重要的。

接种流感疫苗是预防流感的最有效办法。

杭州市疾病预防控制中心的专家认为，接种流感疫苗是预防流感最有效的方法之一。曾经引起2009年全球大流行的甲型H_1N_1流感病毒被纳入了2010年的三价季节性流感疫苗中，其抗原等效于A/加利福尼亚/7/2009(H_1N_1)−衍生株、A/珀斯/16/2009(H_3N_2)−类似株、B/布里斯班/60/2008。这就是说，2010年的流感疫苗可预防上述流感病毒株引起的甲型H_1N_1流感、甲型H_3N_2流感和乙型流感。

我国疫苗的接种情况并不理想。

2010年5月进行的一项全国3000例调研结果显示，2009年甲流暴发时，全国流感疫苗接种率明显高于2008年，其中儿童接种率高出近20%；而2010年公众对流感疫苗的接种意向又出现明显回落。

全国流感防控会议上提供的临床数据显示：流感流行期，学龄前儿童发病率可超过40%，易诱发肺炎、心肌炎、中耳炎及脑膜炎等多种严重并发症；60岁以上的患者流感患病率高达16%。流感流行期，心脏病发作的死亡病例比非流行期增加1/3，死于冠心病的风险也增加1/10；21%的患者因哮喘急性恶化而住院，6%因致命性哮喘发作而住院的患者与感染病毒有关。

有关专家指出，目前中国儿童流感疫苗接种率远低于发达国家50%的接种水平；老年人疫苗接种率也不到5%，而发达国家已达70%。专家认为，因流感住院的高危人群最主要的问题是对流感认知度低、自我保护意识差，尤其是老人和有糖尿病、哮喘的慢性病患者。但更让人担心的是，很多老人和慢性病患者始终认为自己身体很结实，根本不需注射流感疫苗。

为此，专家强调，老人、儿童以及患有心血管病、糖尿病及呼吸系统疾病的人群是流感并发症风险较高的人群，建议优先接种疫苗。

流感预防措施越简单越实用。

除接种疫苗以外，对于预防流感及其他呼吸道传染病都非常重要的预防措施就是勤洗手、好好洗手。咳嗽时遮挡口鼻。流感发生时，一定要留在家里休息。这样做于人于己都有好处。

个人和家庭预防措施可参照第108问中的1−9条。

106. 季节性流感就医有何好建议？

建议之一：一般治疗。呼吸道隔离一周或至主要症状消失，宜卧床休息，多饮水，给予易消化的流质或半流质饮食，保持鼻咽及口腔清洁，并补充维生素C、维生素B_1等以预防并发症。

建议之二：对症治疗。对发热、头痛者应予以对症治疗，但不宜使用含有阿司匹林的退热药，尤其是对16岁以下的患者，因为该药可能与Reye综合征的发生有关；对高热、食欲缺乏及呕吐者应予以静脉补液。

建议之三：抗病毒治疗。口服金刚乙胺或金刚烷胺可在一两天内减轻发热，缓解全身性症状及呼吸道症状，但其只对甲型流感病毒有效。近年来，流感耐药病毒的出现限制了它们的广泛应用。金刚烷胺和流感疫苗的联合应用能在一定程度上减少耐药病毒株的传代和传播。

扎那米韦和奥司他韦(达菲)可用于预防人类甲、乙型流感病毒感染。

107. 甲型H_1N_1流感为什么这样凶险？

也许，我们没有忘记，从2009年3月份起，在世界范围内暴发流行一种叫甲型H_1N_1流感(简称"甲流")的疾病，引发全球一阵恐慌。100多个国家发生并流行这种病，近10万人发病，500多人死亡。我国的大部分省(市、区)也受连累，也有确诊病例和死亡情况。目前，它仍在不少国家继续危害着人类。

"甲型H_1N_1流感"这个名字很特别，你只要记住它是甲型流感中的一种，与流感发病的症状比较相似就行了。有些专家在宣传此病防治时，常通俗地称它为"混血儿"，既好记，又形象。甲型H_1N_1流感致病病毒是由三种病毒"杂交"(飘移)而成的，含有猪流感、禽流感和人流感三种流感病毒的基因片断，具有很强的传染性，可以人传人，严重的可导致死亡。

甲型H_1N_1流感是由甲型H_1N_1流感病毒引起的急性呼吸道传染病。它具有发病率高、死亡率相对较低(1%~4%)的特点。该病毒通过患者咳嗽、打喷嚏时的飞沫、直接或间接接触等途径在人与人之间传播，看上去很健康的无症状的病毒携带者也可传播此病。

染上甲型H_1N_1流感有哪些症状？

除了有与其他流感相类似的身体反应外，主要有发热、咳嗽、咽喉痛、肌肉痛和疲倦感；有的人还可能出现腹泻和呕吐、眼睛发红、头痛和流鼻涕等；它可以引起鼻窦炎、中耳炎及其他并发感染性疾病。若治疗不及时，严重的会引起肺炎和呼吸衰竭，甚至死亡。有基础性疾病(如老年性疾病)的，更容易产生并发症。

有些城乡居民问，有上述症状的人就一定是甲型H_1N_1流感患者吗？

有关专家认为，单凭上述症状是不能确诊的，还需要通过实验室的检测来确诊。

而有些人被感染这种病毒后，没有出现这些症状，但他们同样也会传播病毒感染其他人。

感染上这种病毒，是否立即发病？

不一定马上发病，一般要经过1～7天(潜伏期)才会发病。在此期间，单凭外表看不出他被感染了，但他可以使周围的健康者被感染。

人究竟是怎样感染甲型H_1N_1流感的？

专家指出，一般说来，感染甲型H_1N_1流感主要有三种途径：①通过咳嗽或打喷嚏等呼吸道飞沫近距离传播；②通过触摸被污染的环境和物品等途径传播；③通过存在于不干净空气中的微小颗粒(气溶胶)进行空气传播。途径③最难防。

甲型H_1N_1流感病毒在空气中大概可以存活2小时。因此，切断传播链中的主要环节，对患者、疑似患者和密切接触者进行隔离治疗、医学隔离观察等是有效防控甲型H_1N_1流感的重要手段之一。

现在有没有预防甲型H_1N_1流感的人用疫苗呢？

有，疫苗已经研制生产出来了，并可对社会各类人群进行接种。专家指出，以下几类重点人群应优先考虑接种：年龄大的老人，有慢性疾病的，孕妇，在医院工作的医务人员，服务行业人员及在校学生等。

108. 如何正确有效地预防控制甲型H_1N_1流感？

家人出现流感样症状怎么办？

家人如果出现流感样症状，感觉较轻微的，最好待在家里；但是记住，咳嗽和打喷嚏时，用纸巾掩住口鼻，之后将纸巾丢弃(垃圾桶内)并洗手，这样可以防止传播给他人；出门要戴口罩。

学会规范咳嗽和规范洗手，具体方法与步骤见前面"为什么要学会咳嗽礼仪"和"如何正确洗手"章节的详细介绍。

对个人和家庭预防的具体建议如下：

(1)保证充足的睡眠，勤于锻炼，放松心情，摄入足够的营养。

(2)避免接触流感样症状(发热、咳嗽、流涕等)或肺炎等呼吸道疾病患者。

(3)常用肥皂和清水冲洗双手，尤其是在咳嗽或打喷嚏后。

(4)避免脏手或不洁毛巾、纸巾接触眼睛、鼻子或嘴巴。

(5)多开窗通风，坚决改掉随地吐痰等乱吐乱扔之恶习。

(6)少扎堆，不挤热闹场所；咳嗽或打喷嚏时用纸巾遮住口鼻，然后将纸巾丢进垃圾桶。

(7)如果已感染甲流，请留在家中，并减少与其他人接触；外出或去医院看病时应戴口罩。

(8)饮食宜清淡，多吃炖煮食物，少吃烧烤类食物。

(9)及时增减衣物，因为外界气温下降10℃，人体抗病毒能力就会明显下降。

(10)易感人群要及时接种甲型H_1N_1流感疫苗。

109. 甲流易感、高危人群，春节旅途如何预防？

卫生部曾要求甲流高危人群原地过年。

为防甲流在春节前后高发，卫生部于2011年春节前发出建议，甲流高危人群最好能在原居留地过春节。如果实在难以避免，怎么办？有不少新杭州人打电话咨询杭州市疾控中心的有关专家。该中心免疫预防所副主任医师杜渐对此进行了解答。他认为，卫生部的这项建议是从预防和控制甲流的全局来考虑的，是十分正确和及时的。但考虑到有些人确实有个人的特殊原因，一定要在春节前赶回老家，则可以作一些有效的防范。

专家指出，甲流病毒是一种新型病毒，人们对此十分敏感，因此，我们都是易感人群。其中60岁以上老年人、青少年儿童、慢性病患者、体质较弱者、有免疫缺陷或正在使用免疫药物的人群，若患上甲流，容易成为重症患者，这些人群一般被称为甲流的高危人群。目前，这些高危人群要回老家过年，更多是乘坐火车等交通工具。因此，我们就着重谈谈这方面的问题。

必须坐火车回老家，路上怎么预防甲流？

专家认为，火车是个移动的公共场所，人员比较复杂，卫生条件相对也较差。因此，更要在预防上多留个心眼。甲流主要经呼吸道传播。高危易感者上火车远行，可以戴合适的口罩，如手术用的外科口罩等；车厢要定时开窗通风，保持空气流通；邻座咳嗽、打喷嚏时要及时避让；自己咳嗽或打喷嚏时要遵循"咳嗽礼仪"，即用手、纸巾或衣袖遮挡，污染的纸巾再丢进垃圾筒内；裸手尽可能少触摸周围的器具；在车上不要乱吃陌生人递来的东西，特别是车厢里邻座递来的食物(可婉言谢绝)；孩子在便后和吃东西前要洗净双手；尽可能不要让孩子与不熟悉的邻座孩子近距离接触、玩耍等，不要让孩子乱摸周围的物品；若自己、孩子及老人等出现甲流的可疑症状，要及时与列车长联系。

预防甲流的最有效方法是及时接种甲流疫苗。专家指出，外来务工人员是甲流易感人群，能在春节前接种上甲流疫苗是最为理想的事。只要以集体名义，与居住地附近的接种点或当地的疾控中心免疫预防所联系，便可以尽快安排接种甲流疫苗。接种甲流疫苗后，可在2周左右产生相应的抗体，正好可以赶上预防春节时的甲流。

110. 甲型 H_1N_1 流感就医有何好建议？

建议之一：休息，多饮水，密切观察病情变化；对高热病例可给予退热治疗。

建议之二：感染早期(发病48小时内)用奥司他韦或扎那米韦治疗较为有效，疗程为5天。对于临床症状较轻且无并发症、病情趋于自限的甲型 H_1N_1 流感病例，无需应用达菲等神经氨酸酶抑制剂。对于高危病例、重症病例应及时给予达菲治疗。

建议之三：合并细菌感染时，给予相应抗菌药物治疗；出现其他脏器功能损害时，给予相应支持治疗；合并休克时，给予相应抗休克治疗。

建议之四：中医辨证治疗。按国家中医药管理局发布的指导方案处理。

111. 人感染高致病性禽流感知多少？

人禽流感是一种新发传染病，是由甲型流感病毒引起的一种人、禽、畜共患的急性传染病。根据致病力的不同，禽流感病毒可分为高致病性、低致病性和非致病性三大类。我们现在要防的就是高致病性禽流感。该病在动物间传播快、危害大，被世界动物卫生组织列为 A 类动物疫病，在我国被列为一类动物疫病。世界上最早的一位该病患者在 1997 年 5 月发现于我国的香港，当时，他还是一名 3 岁的儿童。

本病在小儿与老人群体发病较重，死亡率高。小儿和老人因为抵抗能力弱，易引发肺炎。他们发病的特点是发现得晚、病情重、进展快，且死亡率高，可高达 62%。

发病情况类似普通流感，但比普通流感更严重。人类患上禽流感后，早期症状与重症流感非常相似，表现为高热、流涕、鼻塞、咳嗽、咽痛、头痛、全身不适，部分患者可有恶心、腹痛、腹泻及稀水样便等消化道症状。有些患者可见眼结膜炎等眼部感染，体温大多持续在 39℃以上。部分患者胸部 X 线片显示单侧或双侧肺炎，少数患者伴胸腔积液。有些患者可发生急性呼吸困难(窘迫症)及其他严重威胁生命的综合征。人类患禽流感的病死率高达 30%以上。

接触病禽和野禽很危险。传播禽流感的主要危险源是患有禽流感或携带禽流感病毒的鸡、鸭、鹅等家禽(特别是鸡)，还有野禽。人就是通过密切接触感染的禽类及其分泌物、排泄物、受病毒污染的物品和水而被传染上的。大部分病例发生在农村，因为在农村日常生活中接触家禽的机会大大多于城市。当然，在实验室里，实验人员直接接触病毒也会被感染。另外，呼吸道仍是主要的传播途径。

目前，还没有发现人感染人的确凿证据。

112. 如何有效防控人感染高致病性禽流感？

杭州市疾病预防控制中心传染病防治所所长谢立主任医师对如何有效预防和控制人感染高致病性禽流感提出五大对策：

(1)强调生活性预防。必要的预防方法包括不接触禽类(包括鸡、鸭、鹅等家禽以及各种鸟类)、吃熟食、勤洗手、保持居室内空气流通、有病及时就医等。禽流感病毒怕热不怕冷。将从正规渠道购买的鸡、鸭等家禽肉煮熟煮透后，病毒即可被杀死，传播的可能性就可以降到最低。

(2)不要自己动手杀家禽。买家禽，最好到正规的农贸市场，让专卖人员代为宰杀和处理禽毛。不要将活家禽带回家里饲养或自己动手杀活家禽。

（3）羽绒衣买现成的。不自己加工羽绒衣。要穿羽绒衣，最好买现成的。羽绒制品通常会经过消毒、高温等多个物理和化学消毒处理过程，不会有传播的可能。因此，使用正规厂家生产的羽绒衣或羽绒被是比较安全的。

（4）家养鸟类更应注意防范。①尽量减少遛鸟的时间，要避免自己的鸟与其他鸟（特别是野鸟）近距离接触。②喂食时，最好戴口罩、手套，不要接触宠鸟的羽毛，对其粪便和口鼻分泌物更要小心，经常对禽舍和鸟笼等进行有效的消毒。③逗鸟或喂食后，要养成洗净双手的好习惯，要用流动水正确洗手，同时要改掉用手揉、抠鼻腔的不良习惯。④有鸟的居室，环境要保持充分的空气流通，特别是在寒冷季节，更要定时开窗，使室内空气对流。同时要搞好环境卫生，消灭苍蝇和蟑螂等传播性虫媒。

（5）加强个人的防病能力。①加强体育锻炼，多吃富含维生素C的食物，增强免疫力，预防流感侵袭。②养成良好的卫生习惯，勤洗手，尽量少到人群集中、空气污浊的公共场所。③接种流感疫苗预防流感。④避免到禽流感疫区旅行。⑤保持室内空气流通，每天应定时开窗通风换气，每次至少20分钟（也可使用换气扇保持空气流通）。⑥有发热及呼吸道症状的患者，应及时就医。

113. 人感染高致病性禽流感就医有何好建议？

人禽流感的预后与感染的病毒亚型有关。感染 H_9N_2、H_7N_7、H_7N_2、H_7N_3 者大多预后良好，而感染 H_5N_1 者预后较差。影响预后的因素还与患者年龄、是否有基础性疾病、是否有并发症以及是否及时就医、救治等有关。一般有如下几个建议：

（1）对疑似病例、临床诊断病例和确诊病例应进行隔离治疗。

（2）对症治疗。卧床休息，输液，退热。儿童忌用阿司匹林，以防止发生瑞氏综合征。密切观察病情变化，警惕出现肺炎等各种并发症。

（3）抗病毒治疗。应在发病48小时内试用抗流感病毒药物。

奥司他韦（即达菲，一种神经氨酸酶抑制剂）是一种新型抗流感病毒药物，一般成人剂量每日150毫升，分两次服用。1～12岁儿童根据体重计算每次给药剂量，每日两次，体重在15千克以内的儿童每次给药30毫升，16～23千克的儿童每次给药45毫升，24～40千克的儿童每次给药60毫升，40千克以上及13岁以上的儿童剂量同成人。

（4）及早应用中医药治疗。对其进行清热、解毒、化湿治疗，注意辨证使用口服中成药或注射剂，可与中药汤剂配合使用。

（5）支持治疗。注意休息，多饮水，增加营养，给予易于消化的饮食。抗菌药物应在明确继发细菌感染时或有充分证据提示继发细菌感染时使用。

114. H_7N_9 禽流感，你究竟知多少？

H_7N_9 禽流感曾十分严峻。

2013年3月下旬，人类感染甲型流感 H_7N_9 病毒与病例从上海开始陆续在我国长江三角洲一带的城市被发现，截至2013年5月27日，全国已报告人感染 H_7N_9 禽流感（简称 H_7N_9 禽流感）确诊病例137人，死亡37人；疫情波及北京、上海、江苏、浙江、安徽、福建、江西、山东、河南和湖南等10省市的39个地市级区域，病例处于散发状态，至今尚未发现人传人证据。目前，疫情得到了控制，包括浙江省在内的许多省份于5月16日以来陆续解除 H_7N_9 禽流感警报。

什么是 H_7N_9 禽流感病毒？

流感病毒可分为甲（A）、乙（B）、丙（C）三型。其中，甲型流感依据流感病毒血凝素蛋白（HA）的不同可分为1～16种亚型，根据病毒神经氨酸酶蛋白（NA）的不同可分为1～9种亚型，HA不同亚型可以与NA的不同亚型相互组合形成不同的流感病毒。而禽类（特别是水禽）是所有流感病毒的自然宿主，H_7N_9 禽流感病毒只是其中的一种。H_7N_9 亚型流感病毒以往仅在禽间发现，在荷兰、日本及美国等地曾发生过禽间暴发疫情，但未发现人的感染情况。

患 H_7N_9 禽流感有哪些症状？

H_7N_9 禽流感患者主要表现为典型的病毒性肺炎，起病急，病程早期均有高热（38℃以上）及咳嗽等呼吸道感染症状；起病5～7天出现呼吸困难，重症肺炎并进行性加重，部分病例可迅速发展为急性呼吸窘迫综合征并死亡。

一月余无疫情，H_7N_9 还要防吗？

浙江省与杭州市疾控专家明确表示，解除警报（即终止应急响应）并不表示 H_7N_9 就从此在地球上销声匿迹了。相反，要更加重视对 H_7N_9 的预防与控制。对广大城乡居民而言，个人预防措施丝毫不能减弱。

（1）尽可能减少与禽类的不必要接触（包括不喂饲野鸽或其他鸟类），尤其是要避免与病禽、死禽的接触。勤洗手，远离家禽的分泌物，接触过禽鸟或禽鸟粪便后要用消毒液和清水彻底清洁双手。

(2)按政府和疾病预防控制机构要求购买禽类产品。

(3)加强室内空气流通，每天开窗1～2次，每次换气半小时。

(4)吃禽肉要煮熟、煮透，食用鸡蛋时蛋壳应用流水清洗，并充分加热烹调，不吃生或半生的鸡蛋。

(5)不轻视重感冒等上呼吸道感染。若出现发热、头痛、鼻塞、咳嗽等呼吸道症状或全身不适，又有禽类接触史，应戴上口罩，尽快到医院就诊，且务必告诉医生自己发病前是否与病禽类接触等情况，并在医生指导下治疗和用药。

(6)保持良好的卫生习惯。保持手部清洁，用正确的方法洗手；避免用手部接触眼睛、鼻及口；打喷嚏或咳嗽时应遮掩口鼻；不随地吐痰，如要吐痰应将分泌物包好，弃置于有盖的垃圾箱内。

(7)加强体育锻炼，注意补充营养，均衡膳食，多摄入一些富含维生素C等增强免疫力的食物，保证充足的睡眠和休息，以增强抵抗力。

第六章　呼吸道传染病预防方法

115. 你了解流行性脑脊髓膜炎吗？

流行性脑脊髓膜炎是医学名称，老百姓简称为"流脑"。它是由一种叫脑膜炎球菌的致病菌，通过呼吸道传播而引发并在人的脑脊髓膜产生化脓性损害的传染性疾病。致病菌先从人的鼻咽部突破，侵袭而进入血液，然后随血液流动在全身"漫游"（此时产生了败血症症状），最后该病菌定居在人的脑膜和脊髓膜，在那里繁衍、传宗接代，对人体产生危害。

其有如下发病特点：

(1)婴幼儿、青少年发病高。流脑好发于冬末春初。婴幼儿及青少年患病率最高，但新生儿少见。原因是这些孩子的抗病能力弱，免疫力差。而一旦患该病后，就可获得持久的抗病能力（免疫力），再次感染不容易得该病。

(2)通过空气飞沫传播。流脑之所以会引起传播，是由于患者和病菌携带者的存在。病菌存在于患者和病菌携带者的鼻咽部分泌物中，当其咳嗽、打喷嚏或说话时，病菌可随飞沫散布到空气中，继而被他人吸入呼吸道。如果吸入病菌的人身体强壮，机体抗病能力（免疫力）强，那么病菌就被限制在其鼻咽部生长、繁殖，仅引起呼吸道感染。如果吸入病菌的人抗病能力差，"城门"失守，导致第一道防线阻击失败，病菌就会大摇大摆、长驱直入人的血液循环，在血液中繁殖形成败血症，再进一步随血流侵犯脑组织和脊髓外的被膜，引发脑脊髓膜炎。该病的潜伏期（感染后不发病这段时期）一般为2～3天，最长的为1周。

流脑属于呼吸道传染病，借空气和飞沫直接在人与人之间传播。

（3）致病细菌群正发生变化。我国以往的流行菌株以A群为主，B群其次，C群少见。但近些年B群和C群有增多的趋势，尤其是在个别省份，先后发生了由C群脑膜炎球菌引起的流脑局部流行。

流行季节，若孩子头颈发硬，要立即送医院。

流脑的主要身体表现是突发高热、头痛、呕吐、皮肤和黏膜出血点或瘀斑及颈项强直(头颈发硬)等脑膜刺激征，脑脊液呈化脓性改变。在冬春季流脑的流行季节，如果自己身边的孩子有发高热、头痛、恶心、哭吵不安、头颈发硬、惊厥或有喷射性呕吐，特别是说话不清等情况，则不论轻重，都应立即送医院传染科诊治。

116. 如何有效防控流行性脑脊髓膜炎？

防控对策之一：养成良好的个人卫生习惯。

打喷嚏或咳嗽时应用手绢或纸巾掩盖口鼻。不要随地吐痰，不要随意丢弃吐痰或揩鼻涕使用过的纸巾。

勤洗手，使用肥皂或洗手液并用流动水洗手，不用污浊的毛巾擦手。双手接触呼吸道分泌物(如打喷嚏)后应立即洗手。

不要与他人共用水杯、餐具。

学校、办公室或居民家中应做到每天开窗至少3次，每次不少于10分钟。如周围有流脑患者，应增加通风换气的次数。在开窗时，要避免穿堂风，注意保暖。

每天晚间要认真刷牙(一般不少于3分钟)，刷牙后用温生理盐水漱口，仰头含漱能充分冲洗咽部，效果更佳。

防控对策之二：加强体育锻炼，增强抵抗力。

加强户外活动和耐寒锻炼。注意平衡饮食，保证充足休息。

注意环境卫生。在传染病流行季节，尽量少带儿童到人员密集的公共场所。

防控对策之三：做好个人和家庭防护。

儿童应尽量避免与流脑患儿接触。

流行季节，在人员拥挤的场所内应戴口罩。

如出现发热、头痛、呕吐等症状，应及时就医。有上述症状的患者应戴口罩，以防传染他人。

接种流脑疫苗可减少感染机会或减轻流脑症状。

防控对策之四：流行期间采取特殊措施。

对流脑患者做到早发现、早报告、早诊断、早就近住院治疗。

在流脑患者周围查治早期轻症患者，若病情较重应紧急送医院治疗。

防控对策之五：在医生指导下安全用药。

高热时可采用物理降温措施，即用酒精(50%)或温水擦浴。及时换去汗湿衣裤，做好皮肤护理。

本病的特效治疗药物之一是磺胺类药物，但在服用时应特别注意液体的摄入及饮水情况，尿量不可少于1200毫升，并要注意尿的颜色、有无血尿及排尿不畅等情况。

117. 流行性脑脊髓膜炎就医有何好建议？

流脑，尤其是暴发型流脑病情进展迅速，其主要死因是败血症导致的休克、DIC(弥散性血管内凝血，凝血功能失常的病理过程)、脑水肿及脑疝。因此，及早诊断、严密观察病情是治疗本病的基础。对疑似病例要按呼吸道传染病隔离。专家有如下几个建议：

建议之一：普通型流脑病原治疗与对症治疗双管齐下。

病原治疗：尽早应用敏感并能透过血脑屏障的抗菌药物。青霉素G为治疗流脑的首选抗菌药物，宜加大剂量使用，以使在脑脊液中的含量达到有效浓度。

对症治疗：应保证热量及水电解质平衡。高热时可用物理降温和药物降温；颅内高压时给予20%甘露醇1～2克／千克，快速静脉滴注，根据病情每4～6小时一次，可重复使用，应用过程中注意对肾脏的损害。

建议之二：暴发型流脑应急送医院。

暴发型流脑应急送医院抢救。

建议之三：流行期间应采取多种措施。

努力做到早发现、早报告、早诊断、早就近住院治疗。在流脑患者周围查治早期轻症患者。若病情较重，应急送医院治疗。

建议之四：密切接触者需口服抗菌药物。

目前，B群流脑菌苗尚未研制成功，当出现该群脑膜炎奈瑟菌(Nm)的流脑流行时，另外菌苗没有落实或供应不上出现紧急疫情时，为预防续发第二代病例，与患者密切接触者需口服抗菌药物。

(1)磺胺嘧啶(SD)：成人4~6克／天；儿童0.1克／(千克体重·天)，分2次口服，首剂量加倍，服药3~5天，同时服等量的苏打。

(2)利福平：成人600毫克／12小时；儿童10毫克／(千克体重·12小时)，服药2天。

(3)环丙沙星：服药1次，50毫克。

建议之五：以下情况分别对待。

若流脑流行出现在过去未实施菌苗免疫或注射菌苗较少的地方，可对15岁以下未免疫的儿童应急接种菌苗，这样能有效地防止继发病例出现，控制流行。

一旦发生流脑流行，应劝阻大型集会和串门访友或探视患者，不带儿童去公共场所。若在学校或托儿所发生流脑暴发，可酌情暂时停课或暂停接收幼托儿童，并对学生和儿童应急接种Nm菌苗，但必须严格掌握菌苗接种的禁忌证。

实施流行前期的一般性预防措施，亦有助于防止流脑疫情扩散。

上述菌苗只能预防相应群Nm所引起的流脑流行。若发生B群Nm引起的流脑局部流行，只能对患者密切接触者采取上述化学药物预防的措施。

118. 为什么治疗结核病要耐心？

结核病是慢性传染病中最主要的"成员"，是由结核杆菌引起，以呼吸道传播为主的一组疾病。除头发和牙齿外，人所有的身体部位都可能患结核病。肺外结核占15%左右，85%是肺部受感染、以肺结核的形式出现的。我国结核病患者很多，在世界22个高发病国家中排"老二"。我国的结核病患者中，10人中有8人在农村，而且以青壮年农民和工人发病居多。农民兄弟因病致穷、因病返穷的主要疾病之一就是肺结核病。

肺结核病，民间称"痨病"，《红楼梦》中的女主角林黛玉得的就是这个病。由于医疗条件差，如花年龄，死于此病，十分可惜。

专家特别指出，结核病菌十分顽固，治疗上必须听医生的，必须在规定的疗程中，全程、足量服药，不能自行停药或减少药量，否则会造成耐药甚至不治的严重后果。

有以下这些异常情况，表明得肺结核了。

肺结核的发病还是比较有特点的。咳嗽、咳痰2周以上，服什么药(除抗结核药外)病情都不见好转，或有痰中带血丝等异常情况，就有可能患上肺结核了。因为此病多数缓慢加重，部分人在早期可能无明显症状，于是就不当一回事儿。因此，出现以下情况，如咳嗽、咳痰、咳血痰或咯血2周以上，睡熟时出汗(盗汗)，疲乏，间断或持续午后低热，背部酸痛，食欲缺乏，体重减轻，女性患者月经失调或闭经，部分患者可有反复发作的上呼吸道症状，儿童发育迟缓等身体异常时，要警惕是不是肺结核病找上门来了。

也不是所有的肺结核都是这样"温文尔雅"。少数急骤起病的，特别是在急性血行播散性肺结核、干酪性肺炎以及结核性胸膜炎时，多会伴有中、高度的发热、胸痛和呼吸困难等，这时更要及时看医生了。

感染的危险性主要来自哪里？

九成半以上的结核菌的原发感染在肺部。其主要途径是通过空气传播，而且绝大多数是通过患者的飞沫传播。冬春季发病较多。结核菌的传播多半在夜间。与排菌患者尤其是痰涂片检查阳性(痰检)患者同居一室的儿童或青少年，最容易受感染。潮湿环境容易感染，居室通风不良有利于结核菌传播。

打"一棍"是打昏，打"多棍"才治愈。

肺结核病的治疗必须规范、正规，即必须全程、联合、督导(面视下)服药6个月以上。一般情况下，医生配给患者治疗结核病的药物有2~3种，即联合服药，连续服药6个月以上，而且必须看着患者把药服到肚里(督导服药)，期间还要经常性查痰，这样才能彻底治愈肺结核病。规范服药半个月，患者的发病症状都会逐渐消失，这时很容易产生错觉，以为病好了，不需要再吃药了。实际上，这"一棍子"打下去，结核菌只是被打"昏"了，并没有被全部杀灭，如果此时停药，后果十分严重，结核菌会死灰复燃，产生抗药性，再次让病情严重起来，且先前使用的药都不再起作用。因为患者体内的结核菌已产生耐药性和耐多药，使治疗失败，必须使用新药，这样就明显加大了治疗难度。所以，肺结核患者不能随意停药。

我国菌阳肺结核患者中，耐药患者约占1／4。而据世界卫生组织调查，全球每年新发生的耐药结核患者中，4人中有1人在我国。

到国家定点医院看病，可减免治疗。

我国对肺结核病的治疗实行减免治疗政策。对常规的药物、查痰和胸片检查都按政策实行减免。但肺结核患者必须到当地卫生主管部门指定的定点医院就疹。以杭州为例，杭州市卫生局指定的结核病定点医院为杭州市红十字会医院和杭州市第二人民医院。

119. 当前结核病发病有何特点？

最近几年来，尽管结核病的发病率有所波动和起伏，但是结核病总的发病有一些共同的特点。杭州市疾控中心结核病防治所吴俐敏所长介绍说，杭州市结核病的发病有以下特点：

（1）青壮年为主，老年人发病高峰不容忽视。

在报告的新发痰涂阳患者中，男性比女性高出一倍多。以青壮年为主，2013年杭州报告的肺结核患者总数中，青壮年占到60%。男性发病高峰在60岁以上人群。

专家点评：随着社会的进步，人们生活水平得以明显改善，保健水平大幅提高，人们的寿命也在不断提高，老年人在社会中的比例也不断上升。但是，结核病在老年患者身上往往自觉症状不典型，不易早期发现，并发症多，加之老年患者免疫功能低下，对药物的耐受性差、依从性差，因此加大了治疗难度，病情重，死亡率高。老年患者应引起我们的重视，并尽量早期发现和给予治疗关怀。应对老年结核病有足够的警惕性，增加老年人对结核病治疗的信心及其对公共卫生的危害认识能力，提高老年结核病的发现率和治愈率。

（2）职业区分以农民和工人为主。

2013年，流动人口结核病占结核病患者总数的25%。从职业分布看，以农民、工人为主，占62%。

专家点评：流动人口患者大多来自结核病高发地区，生活拮据，居所不固定，自我保护意识不够，不规则治疗多，治疗依从性差，既是结核病易感人群，又是结核病传播和流行的主要危险因素之一。不遵医嘱治疗的患者是耐多药结核病的主要来源，造成治疗失败的主要原因是经常停服药或中断治疗。专家认为，这些患者更应遵医嘱服药，坚持完成全疗程。其家庭成员，特别是其亲属，也应关心患者，督促其服药，坚持治疗到治愈。

（3）学校结核病发病虽少，但更应引起足够重视。

在2013年杭州市全国结核病日（每年3月24日）主题宣传活动中，杭州市疾控中心透露，杭州最近10年累计发现肺结核患者4万余例，6%为在校学生。与2009年相比，变化不大。2009年，杭州市学校发现的肺结核患者占肺结核患者总数的5.99%，主要是在校学生。学生肺结核占学校肺结核患者总数的91.82%，痰涂阳肺结核学生占学校痰涂阳肺结核患者总数的93.75%。

专家点评：学生的发病有自身的原因，特别是临近毕业即将参加中考或高考的学生及新入学的学生，处于青春期，免疫功能不稳定，学习紧张，压力大，经常熬夜，容易感染和发病。因此，建议学校和家长重视结核病防治的健康教育，更多地掌握结核病防治的知识和技能，增强自我保护意识，这是做好学校等聚集型人群结核病防控的重要环节。加强对传染性肺结核密切接触者和有肺结核可疑症状者的筛查是及早发现患者的重要措施。

120. 家里有肺结核患者怎么办？

对策之一：查清原因。
当家中出现肺结核患者时，要查清是从何处传染上的。家庭其他成员应及时到结核病防治机构检查就诊，以便早期发现、早期治疗。若家中有幼儿，由于其机体抵抗力较低，容易感染结核病，更应如此。另外，对在家中治疗的结核患者，应督促其按时服药，定期到医院复查。家人有责任帮助患者坚持完成6个月以上的治疗，直至治愈。

对策之二：注意隔离。
痰涂片检查阳性的排菌患者最好能单独居住，无条件的可分头、分床睡，房间要经常开窗通风，以保持室内空气新鲜；患者的衣物、被褥要经常洗晒，患者的餐具可煮沸消毒；患者不要随地吐痰，要将痰吐在纸巾上烧掉，也不要近距离对别人咳嗽、高声谈笑；上医院看病复查，要戴口罩等，以减少传播机会。

对策之三：加强营养。
要注意给患者加强营养，以提高机体对疾病的抵抗能力；同时要给予患者更多的关心、同情和照顾，不能歧视他们，而要帮助患者放下思想包袱，积极配合医生治疗，尽快恢复健康。

对策之四：家有老小，更要加强防范。

家中有新生儿的，要及时接种卡介苗。经常与患者密切接触的要接受结核病相关检查，老弱多病等易感人群要服用药物进行预防性治疗。此外，养成良好的生活卫生习惯以减少传播的可能，如不随地吐痰、注意人口密集场所的通风和环境卫生，锻炼身体以增强体质。

121. 集体生活中有肺结核患者怎么办？

集体生活，是指学校、幼托机构、各类学习班等人群密集区生活环境。在这种情况下，人们接触密切，如果有肺结核患者，他或她可能每时每刻都在排"毒"，在此集体生活的环境下很可能造成结核病的蔓延，严重时会造成暴发流行。由此，可以采取以下措施：

(1)规劝肺结核患者离开集体环境，并接受正规抗结核治疗。

(2)对接触人群进行必要的检查，查明有无其他人患病，如发现异常，应及时治疗，如暂时无异常，3个月后最好再进行一次检查。

122. 结核病就医有何好建议？

目前，预防和控制结核病的最有效措施就是及时发现并正规治愈结核病患者。我国对传染性肺结核患者实行免费检查和免费抗结核药物治疗的政策。

建议之一：有可疑症状者应首先到所辖市(县、区)结核病防治机构就诊。

目前，我国从中央到县(区)各级都设有结核病防治专业机构，如出现结核病可疑症状，应立即到所辖各市(县、区)结核病防治机构就诊。结核病防治机构是发现结核病患者并治疗和管理的专业机构，医务人员经过系统的专业培训，掌握了现代的结核病诊疗方法，使患者能获得及时诊断和正确的治疗，并享受到国家对结核病治疗费用的减免政策。由于结核病防治机构具有一个网络体系，肺结核患者一旦确诊就能得到合理的治疗和管理，直到患者完成疗程达到痊愈。

建议之二：确立结核病完全能治好的信心。

随着医学的进展，有效药物的不断推出，肺结核病已是完全可以治愈的疾病，而且一般不需住院治疗。所谓"十痨九死"、"不治之症"的时代早已过去。目前，结核病已是一种病因明确、治有办法的疾病。治疗原则如下：

（1）用药要早：肺结核一经确诊，应立即用药，这样效果好。如果自认为病情较轻，不愿用药，则会造成病灶不断扩大，效果就会大大降低。

（2）应根据医生要求按规定剂量用药，不可擅自加大剂量(以免引起副作用)，或因为怕发生副作用而随便减少用药量，那样都会影响治疗效果。

（3）必须坚持按时服药，"三天打鱼，两天晒网"的服药方式是治不好肺结核的。

（4）肺结核是一种慢性病，必须坚持按时按量服药6个月以上，如果中途停药或断断续续服药，很容易造成病情反复发作，花费高，而且还不容易治好。

建议之三：结核病患者治疗期间应注意以下问题。

结核病患者治疗期间不能轻易自行停药、调换药。如出现头晕、耳鸣、腹胀、胃部不适、恶心、视物模糊、色觉障碍或其他眼部不适等症状，应立即到结核病防治机构就诊，请医生辨别是否为药物副作用，并及时做相应处理。治疗期间，还应遵医嘱按时送痰、复查，以及时调整治疗方案，更好地完成治疗。如症状未减轻甚至加重，也要及时就诊，以进一步鉴别诊断是否患有其他疾病或耐药结核病的可能，避免延误病情。最重要的一点是，即使症状减轻，也要坚持服药完成全疗程。此外，还需注意营养和休息，肺结核患者在饮食方面应以高热量、高蛋白为主，以补充由于结核病所造成的组织蛋白过多分解和能量消耗过多。同时还应供给大量的蔬菜、水果，并搭配一些粗粮。蔬菜可提供维生素，维生素A、维生素C可增强机体抵抗力，补充机体的消耗；粗粮可提供纤维素，保持肠道健康。另外，还要忌烟酒。

建议之四：治疗肺结核，什么情况下可以停药，一定要听从医生的建议。

一般必须至少规律、联合服用抗结核药6个月后，没有任何发热、乏力、盗汗、咳嗽、咳痰等结核病症状，胸片显示肺内病灶已消失或硬化稳定，痰中查不到结核菌方可停药。但具体到每个患者需要服药多长时间，则要根据患者的症状缓解情况、胸片显示病灶吸收情况以及痰菌转阴情况而定。

建议之五：肺结核患者在以下情况可以恢复工作和学习。

需视患者的具体情况而定，但首先必须在痰菌阴转、病情好转后；其次，要在身体状况良好，能够胜任自己的工作和学习时。对从事饮食、服务、教育等特殊行业的结核病患者来说，他们的工作对象是众多的健康人和儿童，因此对于这部分患者，恢复工作应从严要求。对于患肺结核的学生，如果病情比较轻，只要不排菌，避免过度劳累，规则服药，可以不用休学。但个别病情严重、排菌或有严重并发症的学生应休学，并尽快到当地结核病防治机构诊治；且必须等到患者的病情好转，不排菌后才允许复学。但前提是必须积极配合坚持正规的抗结核治疗。

123. 水痘发病有何特别之处？

水痘是一种什么样的传染病？

水痘是一种由水痘－带状疱疹病毒所引起的急性呼吸道传染病。水痘是原发性感染，多见于儿童，临床上以轻微和全身症状和皮肤、黏膜分批出现迅速发展的斑疹、丘疹、疱疹与结痂为特征。

水痘发病有何特点？

水痘潜伏期为10～24天，以14～16天常见。一般为自限性疾病，10天左右可自愈。

前驱期常无症状，年长儿童或成人可有低热、头痛、食欲减退和咽痛等上呼吸道感染症状，持续1～2天后开始出现皮疹，进入出疹期。皮疹首先见于躯干和头部，初为红色斑疹，数小时转为丘疹，再经数小时发展为疱疹。疱疹多为椭圆形，3～5毫米大小，周围有红晕，壁薄易破，疱疹液透明，数小时后变浑浊，皮疹处常伴瘙痒。持续1周，痂皮脱落，一般不留瘢痕。

水痘皮疹是分批、连续出现的，每批历时1～6天，呈向心性，躯干最多，其次为头面部，四肢远端较少，手掌、足底更少。

水痘是如何发病与传播的？

水痘患者为主要传染源，自水痘出疹前1～2天至皮疹干燥结痂时均有传染性，主要通过飞沫和直接接触传播，在近距离、短时间内也可通过健康人间接传播。人群普遍易感，但学龄前儿童发病最多。6个月以内的婴儿由于获得母体抗体，发病较少。孕妇在妊娠期间患水痘可能会感染胎儿。病后获得持久免疫，但可发生带状疱疹。

水痘在全年均可发生，冬春季多见。本病传染性很强，易感者接触患者后约90%都会发病，故幼儿园、小学等幼儿集体机构易引起流行。一次发病可终身免疫。

124. 如何有效预防与控制水痘？

水痘极易传染，只要接触患病同伴就会被传染，因此要做好以下预防措施。

（1）减少接触，防止感染。水痘高发时期，家长应尽量少带孩子去医院及其他公共场所，避免孩子接触水痘或带状疱疹患者，以防感染水痘。

（2）注意个人卫生，增强体质。要讲究个人卫生，经常给孩子洗澡、换衣，保持皮肤清洁，勤剪指甲，勤洗手，坚持体育锻炼，增强抗病能力。

（3）经常开窗通风，保持空气清新。教室、活动室、卧室要勤开门窗，保持空气流通。

（4）接种疫苗。接种水痘疫苗是最有效的预防手段。到目前为止，尚无特效方法治疗水痘。由于患者出疹前两天即有传染性，因此隔离患者并不能完全防止水痘的传播。所以，预防水痘最理想、最有效的方法是接种疫苗。

125. 水痘病就医有何好建议？

（1）一般治疗和对症治疗。发热患儿应卧床休息，给予易消化食物和充足水分。患儿皮肤应注意保持清洁。由于皮肤瘙痒，要防止患儿抓伤，勤剪指甲，宜戴上手套。对有皮肤破损者，可外涂甲紫或抗生素软膏，预防继发感染。

（2）抗病毒治疗。一般不宜使用肾上腺皮质激素治疗，以免导致病毒播散。阿昔洛韦对水痘－带状疱疹病毒有效，每日剂量10～20毫克／千克，静脉滴注，5～10天为一疗程。在皮疹发生后24小时内进行治疗，能减轻症状和缩短病程。

（3）防治并发症。皮肤继发感染应根据细菌敏感试验选用抗菌药物，出现颅内高压者应给予20%甘露醇脱水。

126. 你了解流行性腮腺炎吗？

流行性腮腺炎（简称腮腺炎）是一种由腮腺炎病毒引起的呼吸道传染病。腮腺炎，传统中医称痄腮，民间俗称"猪头风"。早在公元前640年，医书上就有关于本病的记载。

哪些人群易发腮腺炎？

腮腺炎主要发生于儿童和青少年，尤以5～15岁患者较为多见，2岁以下及40岁以上很少发病。腮腺炎在冬春季发病较多，但全年都可发生感染流行，常在托儿所、幼儿园、学校和部队（新兵）中暴发，大约每两年发生一次流行。一次感染后可获得终身免疫，但个别抗体水平低下者亦可再次感染。

腮腺炎发病有哪些特点？

本病潜伏期为14～21天，平均18天。患者受感染后，大多无前驱症状，部分患者可有倦怠、畏寒、食欲缺乏、低热、头痛等症状；其后则出现一侧腮腺肿大或两侧腮腺同时肿大，2～3天内达高峰。面部一侧或双侧因肿大而变形。局部疼痛、过敏，开口及咀嚼时疼痛明显，含食酸性食物胀痛加剧，常可波及邻近的颌下腺、舌下腺及颈部淋巴结。腮腺肿大可持续5天左右，随后逐日减退，全部病程7～12天。青春期男性患者有时并发睾丸炎，发生率平均为20%。睾丸炎常发生在腮腺炎起病后的4～5天，肿大的腮腺消退时，开始为睾丸疼痛，随之肿胀伴触痛。有些患者症状较轻，但大多数患者有严重的全身反应，包括高热、寒战、头痛、背痛等，急性期症状可持续3～4天，约10天消退。病变大多侵犯一侧睾丸，双侧睾丸炎发生率为16%～30%。有1/3～1/2患者在发病1周或数月后继发不同程度的睾丸萎缩。腮腺炎病毒睾丸炎可发生一定程度的不育，其发生率约为10%。青春期女性患者仅5%会并发卵巢炎，症状多较轻，可出现下腹部按痛、下腰部酸痛、月经不调等。卵巢炎的发生，一般不影响受孕。腮腺炎并发脑炎，开始常为脑膜炎，有发热、头痛、呕吐、颈项强直等症状。如侵及脑实质，则可能会出现嗜睡甚至昏迷等症状。

腮腺炎是如何发病与传播的？

人是腮腺炎病毒的唯一自然宿主。腮腺炎患者和健康带毒者是本病的传染源。病毒存在于患者唾液中的时间较长，腮肿前6天至腮肿后9天均可自患者唾液中分离出病毒，因此患者在这两周内有高度传染性。

腮腺炎病毒由患者和健康带毒者的唾液或呼吸道分泌液飞沫经空气

传播。接触被患者和健康带毒者唾液污染的食具或玩具，以及在短时间内接触到易感者的口腔，亦可引起感染。孕妇感染本病可通过胎盘传染给胎儿，从而导致胎儿畸形或死亡，流产的发生率也会增加。

人群普遍易感本病，其易感性随年龄的增加而下降。青春期后，发病的男性多于女性。病后可有持久免疫力。

127. 如何有效预防与控制腮腺炎？

有效预防与控制腮腺炎的措施如下：

(1)管好患者，就是对传染源进行有效管理。早期发现患者，早期进行隔离。隔离期一般认为应从起病到腮肿完全消退为止，约3周。由于腮腺炎病毒对外界的各种物理因素抵抗力较低，故不需终末消毒。但是被患者污染的饮具、食具仍需煮沸消毒。合理使用口罩，也是切断传染途径的有效办法。对一般接触者可不检疫，但对集体儿童、学校、部队的接触者应检疫3周。近年来，国内外应用减毒活疫苗(麻腮风疫苗、麻腮疫苗、腮腺炎疫苗)预防流行性腮腺炎的效果较好。自1960年以来，芬兰军队常规应用腮腺炎病毒灭活疫苗后，腮腺炎发生率下降94%。美国应用腮腺炎减毒活疫苗后，自然感染保护作用达95%，保护性免疫至少可持续6年。美国还应用麻疹-风疹-腮腺炎三联疫苗，效果也颇良好。

(2)孕妇应避免与腮腺炎患者接触。在腮腺炎流行季节，孕妇应注意隔离。如孕妇在临产期或围产期患腮腺炎，婴儿应隔离，并停止哺乳。

(3)使用疫苗防控。近年，国内外应用减毒活疫苗(麻腮风疫苗、麻腮疫苗、腮腺炎疫苗)预防流行性腮腺炎的效果较好，而人血丙种球蛋白及胎盘球蛋白则无预防效果。

目前，本病虽尚无特效疗法，但通过积极的对症治疗和中医中药治疗，除个别有严重并发症者外，大多预后良好。

128. 流行性腮腺炎就医有何好建议？

本病对机体的严重危害并不只是腮腺本身，而在于它的并发症，应高度警惕和防治并发症。对高热、头痛明显的患者，不应迷信"土医生"的局部治疗，应及早到医院诊治。

对腮腺炎患者，应注意口腔清洁、清淡饮食、忌酸性食物、多饮水。对高热、头痛、呕吐者，应给予解热止痛、脱水剂等对症治疗。中药治疗多口服清热解毒、软坚消痛等制剂，局部敷用消肿止痛药。对重症患者或同时伴有脑膜炎或睾丸炎者，可考虑用肾上腺皮质激素治疗，以缓解症状。

129. 春季要预防哪些呼吸道传染病？

立春一过，预防春季传染病的话题又该老话新提了。春季气候干燥，呼吸道的抵抗力差，季节的更替，加之春节人们常去人多拥挤的公共场所，呼吸道与外界相通而受到各种病原体侵袭的机会较多，由此容易引起呼吸道传染病的发生。同时，天气骤变的情况下也易发病，儿童、老年人、体弱者、营养不良或慢性疾病患者、过度劳累者、精神高度紧张者等人群更易患呼吸道传染病。

专家列出"黑名单"。

常见呼吸道传染病有流行性感冒、麻疹、水痘、肺结核、风疹、流脑、流行性腮腺炎等。

不同的呼吸道传染病有不同的临床表现。

流感：一般表现为发病急，有发热、乏力、头痛及全身酸痛等明显的全身中毒症状，咳嗽、流涕等呼吸道症状轻。

麻疹：症状有发热、咳嗽、流涕、眼结膜充血，口腔黏膜有麻疹黏膜斑，皮肤出现斑丘疹。

水痘：全身症状轻微，皮肤黏膜分批出现迅速扩散的斑疹、丘疹、疱疹与痂皮。

风疹：临床特点为低热、皮疹及耳后、枕部淋巴结肿大，全身症状轻。

流脑：主要表现为突发高热、剧烈头痛、频繁呕吐、皮肤黏膜瘀斑、烦躁不安，严重者可出现颈项强直、神志障碍及抽搐等。

流行性腮腺炎：以腮腺急性肿胀、疼痛并伴有发热和全身不适为特征。

肺结核：是一种慢性传染病，主要表现为发热、盗汗、全身不适及咳嗽、咳痰、咯血、胸痛、呼吸困难等。

有效防范有哪些好措施？

一是常规预防措施。

(1)经常开窗通风，保持室内空气新鲜：不要到人群拥挤的公共场所，更不要到患者家中串门，不要长时间待在网吧等空气不流通场所。室内要经常开窗通风透气，保持空气新鲜；勤晒衣服、被褥，讲究个人卫生。

（2）消灭传染源：要密切观察患者、带菌者，早发现、早诊断、早隔离、早治疗。

（3）切断传播途径：讲卫生，不要朝着别人咳嗽、打喷嚏，以免病原体随分泌物进入易感人群的呼吸道内，引起发病。

（4）保护易感人群：加强身体锻炼，提高非特异性免疫；预防接种疫苗，增强特异性免疫；易感者尽量不要与传染源接触，如学校有学生发生传染病时应及时送回家隔离治疗，至没有传染性时再回学校，以免传染他人。

（5）勤洗手：呼吸道传染病患者的鼻涕、痰液等呼吸道分泌物中含有大量的病原体，有可能通过手接触分泌物而传染给健康人，因此要特别强调注意手的卫生。

（6）多喝水：特别是在秋冬季，气候干燥，空气中尘埃含量高，人体鼻黏膜容易受损，要多喝水，让鼻黏膜保持湿润，能有效抵御病毒的入侵，还有利于体内毒素排泄，净化体内环境。

（7）要坚持体育锻炼和耐寒锻炼：适当增加户外活动（但雾霾天不要晨练，因为雾霾中不仅含有大量有毒、有害物质，而且水汽较多，会影响人体肺部的气体交换）。

（8）补充营养，适当增加水分和维生素的摄入。

（9）咳嗽、打喷嚏时捂住口鼻，防止污染空气。

（10）生活有规律，保证睡眠，不吸烟，少饮酒，注意保暖，防止感冒，提高自身的免疫力。

二是免疫预防措施。

流行季节前可进行相应的预防接种，如流感疫苗、麻腮风疫苗、A群或者A+C群流脑等疫苗，预防相应的呼吸道传染病。同时，节假日前后返乡的儿童，或者即将离开城市去外地度假的人，可以根据儿童免疫接种程序和实际情况到相应的接种点进行疫苗接种，以预防疾病、保持健康。

130. 英国发现的类SARS新病毒可怕吗？

英国发现类SARS新病毒。

2012年9月23日，世界卫生组织发表一则声明，称一名49岁的卡塔尔籍男子被确认感染了一种类似SARS(传染性非典型肺炎)的新型冠状病毒。调查发现，该患者发病前曾赴沙特阿拉伯旅游。

这名患者从沙特阿拉伯旅游回到卡塔尔后，在9月3日出现发烧、呼吸困难等与SARS相似的症状。11日，该患者从卡塔尔被紧急转送至英国接受治疗时已出现肾衰竭。最终，英国医生确诊该患者感染了一种新型冠状病毒，其与此前大规模暴发的SARS病毒同属一个病毒科。

而此前，一名60岁的沙特阿拉伯籍男子因感染冠状病毒死亡。英国科学家进行比对后发现，沙特阿拉伯籍男子死后肺部组织分离出的病毒基因序列，与该名患者的病毒基因序列几乎完全一致。两人临床表现都是急性呼吸道感染合并急性肾衰竭。目前，全球只确认了两个病例。

世界卫生组织表示，冠状病毒的种类很多，引起普通感冒的病毒和引起SARS的病毒都属于冠状病毒，此次发现的是一种新型冠状病毒。

不过专家表示，由于目前病例较少，很难对这种在中东地区发现的病毒的潜在威胁作出判断。

秋季要做好对各类病毒性疾病的预防。

秋季是各种病毒的活跃时期。就病毒性感冒而言，其感冒病毒的传播途径主要是空气和飞沫。因此，为了有效预防和控制病毒性感冒，应有较强针对性的防治措施。

(1)去人多杂乱的场所或医院最好戴口罩。专家指出，秋季早晚温差大，人体的抗病能力会有所下降，病毒容易乘虚而入，此时病毒性感冒最容易流行与暴发。因此，抗病能力弱的人(如老弱病幼等)最好尽量少去或不去人多空气质量差的公共场所(如车站、公交车上)或医院(陪患者去医院看病或探视患者)，如难以避免，则要戴好口罩。口罩也应定期及时消毒。

戴口罩的好处，相当于为自己增加了一道"空气过滤屏障"，使病毒和细菌不易进入人体。

(2)及时洗手。勤洗手，洗净手。要用肥皂或洗手液在手上来回搓10秒左右，每次用流动水冲洗手的时间应在30秒左右。

(3)勤通风。勤通风的作用是让室内的空气经常性地流通起来，单位空间里的致病性微生物(病毒或细菌)就会少很多。这样，待在房间里的人就不容易感染生病。像非典型肺炎、病毒性感冒等呼吸道传染病，主要是通过近距离空气飞沫传播的。空气流通后，感染的可能性就会降低。

第七章 病毒性肝炎预防方法

131. 为什么说病毒性肝炎是个"大家族"?

病毒性肝炎是个"大家庭",它的成员很多,有甲肝、乙肝、丙肝、丁肝和戊肝等病毒性肝炎,分别由相对类型的肝炎病毒引发。丁型肝炎病毒是"缺陷儿",它自身不会引起疾病,必须和乙型肝炎病毒在一起时才会感染人。如果没有乙型肝炎病毒先感染或同时感染,丁型肝炎病毒是不会感染人的。

我国是肝炎大国,2013年,国家卫生计生委公布全球3.5亿乙型肝炎病毒携带者中有近1亿中国人。

各型病毒性肝炎发病时有何特别症状?

甲型病毒性肝炎(简称甲肝):典型病例发病初期常有乏力、厌食、恶心、呕吐等症状,随后出现黄疸、小便深黄、大便灰白、皮肤巩膜黄染、肝脾肿大、体温升高,还可出现腹泻、肌肉疼痛、咽炎等。甲肝病毒IgM抗体阳性是病原学诊断的依据。

乙型病毒性肝炎(简称乙肝):起病隐匿,主要症状为全身乏力、疲乏、厌食、腹部不适,少数患者有恶心、呕吐症状,无黄疸或轻度黄疸,检查可发现肝大、肝区压痛、脾肿大,少数患者有肝区疼痛。乙肝病毒IgM抗体阳性为病原学诊断的依据。

丙型病毒性肝炎(简称丙肝):临床表现与乙型肝炎十分相似,主要症状为乏力、食欲缺乏、肝大和叩击痛,部分患者可出现黄疸,生化检验患者转氨酶明显升高，血胆红素异常，免疫学检验发现丙型肝炎病毒的抗体及病毒RNA，即为丙肝病原学诊断的依据。

丁型病毒性肝炎(简称丁肝)：急性丁型肝炎有两种形式，一种是与乙型肝炎联合感染，一种是与乙型肝炎重叠感染。

丁型肝炎与乙型肝炎联合感染的急性肝炎，大多数表现为急性自限性肝炎经过，症状和体征与急性乙肝相同，如果患者有血清转氨酶及胆红素呈双峰升高，更应怀疑为联合感染，少数患者表现为急性重症肝炎。

丁型肝炎与乙型肝炎重叠感染的急性肝炎，原先为乙肝表面抗原(HBsAg)阳性，病情突然变化或进行性发展为肝硬化者，慢性肝炎或重型肝炎均应注意重叠丁型肝炎感染的可能。

戊型病毒性肝炎(简称戊肝)：患者感染初期主要表现为食欲减退、乏力、发热、黄疸，有时伴有呕吐、腹泻。体征主要有肝脾大、肝区压痛、叩击痛，其表现与甲型肝炎相似，生化检验可见胆红素异常，转氨酶异常，血清学检验戊型肝炎IgM抗体阳性(是病原学诊断依据)，恢复期IgG抗体升高。

病毒性肝炎有相类似的身体反应。

从上述介绍中可以得知，病毒性肝炎的症状有相似之处，都以损害肝脏为主，具有传染性强、传播途径复杂、流行面广泛、发病率较高等特点。患者一般有乏力、食欲减退、恶心、呕吐、肝大及肝功能损害等症状。

病毒性肝炎也有不太相同的发病特点。

除了病毒肝炎的共同性身体反应外(乏力、食欲减退、恶心、呕吐、肝大及肝功能损害等)，"老大"甲型肝炎会出现皮肤和眼白黄染(黄疸)，小便深黄等；"老二"乙型肝炎无黄疸或轻度黄疸，但会发展成肝硬化和肝癌；"老三"丙型肝炎与乙型肝炎十分相似；"老四"丁型肝炎稍微复杂一点，急性丁型肝炎有两种形式(见上)；"老五"戊型肝炎又与"老大"甲型肝炎相似。

传播线路、方式各有不同。

"老大"甲型肝炎与"老五"戊型肝炎的传播途径相同，主要经粪－口途径传播。一般由患者粪便中排出的病毒通过污染的手、水、食物和苍蝇等经口感染，以日常生活接触为主要方式，形成特有的粪－口传播路线。这在食用被粪便污染的不洁小水产品、小海产品时，发病的特别多，有的可造成暴发流行。而"老二"至"老四"，即乙型肝炎、丙型肝炎和丁型肝炎通常通过血液(输血及血制品)、母亲生产(母婴垂直传播)和性接触三种形式传播。性病患者患这三种肝炎的概率也相应上升。

132. 病毒性肝炎如何进行治疗？

病毒性肝炎必须在医生的指导下进行治疗，不可自行其是，亦不可有病乱投医。现在已经研制出有效的抗乙肝病毒药物，医生们主张以应用抗病毒为主治疗慢性乙、丙型肝炎的治疗原则，但仍因病情而异，需由医生根据病情而判断，所以应当到大医院就诊，不要盲目相信私人诊所及广告宣传。

急性病毒性肝炎治疗原则如下：

(1)有效休息。急性肝炎患者早期应住院或就地隔离治疗休息。

(2)调整饮食。急性肝炎食欲缺乏者，应进食易消化的清淡食物；有明显食欲下降或呕吐者，可静脉滴注10%葡萄糖溶液。

(3)合理用药。目前，治疗急性肝炎的中西药物疗效无明显差别，各地可根据药源，因地制宜就地选用适当的西药或中药、中成药进行治疗。用药种类不宜太多，时间不宜太长，用药要简化，不主张常规使用肾上腺皮质激素治疗急性肝炎。

(4)重型肝炎应加强护理。密切观察病情变化，采取阻断肝细胞坏死，促进肝细胞再生，预防和治疗各种并发症等综合性措施及支持疗法以防止病情恶化。

慢性乙型肝炎治疗原则如下：

(1)治疗的总体目标。最大限度地长期抑制或消除乙肝病毒(HBV)，减轻肝细胞炎症坏死及肝纤维化，延缓和阻止疾病进展，减少和防止肝脏失代偿、肝硬化、小肝癌(HCC)及其并发症的发生，从而改善生活质量和延长存活时间。

治疗主要包括抗病毒、免疫调节、抗炎保肝、抗纤维化和对症治疗。其中，抗病毒治疗是关键，只要有适应证，且条件允许，就应进行规范的抗病毒治疗。

(2)若病情加重，则需紧急就医。家有慢性肝炎患者若病情不稳，并有以下情况出现时，应紧急就医。

病情加重情况之一：出现高度疲乏无力，以致生活不能自理者。

病情加重情况之二：恶心、呕吐严重，进食严重受阻者。

病情加重情况之三：高度腹胀、气短、发闷、坐卧不安者。

(注：三者见一就应紧急就医。)

病情加重情况之四：牙、鼻出血不止，皮肤有瘀斑，血便。

病情加重情况之五：颜面、下肢水肿，尿量明显减少。

病情加重情况之六：出现嗜睡，多语，语无伦次，答非所问，兴奋异常。

病情加重情况之七：突发黄疸，并迅速加重。

以上七种情况预示患者可能向重症肝炎发展，应紧急送医院治疗，不可耽误。

133. 如何正确认识乙肝病毒携带者？

乙肝病毒携带者，也就是乙肝表面抗原携带者，是指那些乙肝病毒表面抗原阳性，但没有临床症状，肝功能正常者。确定乙肝病毒携带者要慎重，一般最少要查两次血，半年一次，连查两次都是表面抗原阳性，同时转氨酶正常才是携带者。专家特别强调，乙肝病毒携带者不是乙肝患者，是亚健康者，在工作、学习、婚姻上应当享受健康人的待遇。

正确认识"大三阳"与"小三阳"。

乙肝表面抗原携带者有"大三阳"和"小三阳"之分。"大三阳"指HBsAg(乙肝表面抗原)阳性，HBeAg(乙肝e抗原)阳性，抗-HBc(乙肝核心抗体)阳性。"小三阳"指HBsAg阳性，抗-HBe(乙肝e抗体)阳性，抗-HBc阳性。

"大三阳"最突出的是e抗原阳性。e抗原阳性多表示乙肝病毒处于活跃复制期，处于感染的早期，血液里的病毒载量高，传染性强，但并不完全代表肝脏损伤大。

"小三阳"最突出的是e抗体阳性，e抗原肯定要阴性。急性乙肝病毒感染在进入恢复期时多是"小三阳"、乙肝病毒携带者。但"小三阳"不一定比"大三阳"好，因为"小三阳"与前C区变异的关系密切，但"小三阳"的病毒载量较"大三阳"低，传染性比"大三阳"相对小些。

家中有乙肝病毒携带者，其他家庭成员怎么办？

其他家庭成员最好的办法是到医院查一下血中的表面抗原，如果表面抗原阴性，最好打10微克乙肝重组疫苗三针(0个月，1个月，6个月)，打完后查抗-HBs。如抗-HBs阴性，可补打一针；如仍为阴性，则用40微克补打1针或2针。家中其他成员不要与携带者或乙肝患者共用毛巾、脸盆、脚盆、牙刷、剃须刀等，夫妻生活应使用避孕工具。

对乙肝病毒携带者的健康建议如下：

(1)别乱吃药，别乱投医，别听信医疗广告。

专家指出，目前对乙肝病毒携带者尚无很好的治疗办法，不要盲目求医，要定期到有资质的医院做检查，做到心中有数。

(2)可以检查以下内容：① HBsAg，看 HBsAg OD 值的变化(OD 值变小为好)。② HBsAg 阳性，抗-HBs 肯定阴性。③ HBsAg 转阴，抗-HBs转阳，表明康复，值得大喜。④ HBsAg 转阴，再查仍阴转，大喜。⑤查甲胎球蛋白，如果高，要警惕肝癌。⑥B超检查，警惕肝硬化、肝癌。

(3)上述检测或检查，每半年一次。

134. 乙型肝炎表面抗体阴转后，
会不会重新受到感染？

乙型肝炎表面抗体阴转，可能会受感染但不发病。

不少城乡居民问，乙肝表面抗体原来是阳性的，后来转阴了，以后会不会受到乙肝病毒的再感染，感染后是否一定会发病或成为表面抗原携带者？

专家指出，这种情况可能会受到感染，但一般不会发病，因为免疫后一部分免疫活性细胞产生抗体，一部分免疫活性细胞不产生抗体或杀灭病毒的细胞因子，而是躲藏起来成为"免疫记忆细胞"，它们能躲藏十年甚至几十年，但一遇到乙肝病毒重新入侵，就会活跃起来，产生抗体及其他杀病毒因子，并激活新的免疫活性细胞以清除新入侵的肝炎病毒。然后，一部分又躲起来成为新的记忆细胞等待乙肝病毒下一次入侵，这就是人体免疫功能的奇妙所在。有的传染病得一次以后便不再得了，疫苗免疫一次便不再感染了，一生有保护，道理也在这里。

乙型肝炎病毒感染后都会发病吗？

不一定，感染与发病是两个概念。感染指病毒进入体内并在体内复制，但未引起人体严重损害，在人体免疫系统作用下，病毒中止复制并产生免疫反应，可抵抗病毒的再次入侵。如果病毒进入太多或免疫系统功能不足以抗衡病毒，病毒在体内大量复制，引起严重病理反应就会患病，即发病。在现实生活中，感染乙型肝炎病毒后，90%的人为乙肝病毒感染者，10%的人为乙肝病毒携带者或成为乙肝患者。

135. 如何看乙肝"两对半"化验单？

在预防和控制乙型病毒性肝炎时，患者和家属经常要与乙肝化验单上的"两对半"打交道。"乙肝两对半"，实际上是五项。乙肝表面抗原与乙肝表面抗体是一对；乙肝e抗原与乙肝e抗体是一对；因为乙肝核心抗原化验时测不出来，只有乙肝核心抗体。

学会看乙肝三系化验单，弄懂各个单项或多项的阳性或阴性各表示什么，这也是患者和家属在这方面的知识储备。今天，我们就此内容简要地谈一谈。

单项阳性或阴性表示什么？

(1)乙肝表面抗原(HBsAg)。它表示体内是否存在乙肝病毒。HBsAg阳性，表示该患者体内有乙肝病毒。

(2)乙肝表面抗体(抗-HBs)。它表示体内是否有保护性抗体。抗-HBs阳性，表示体内有保护性抗体。同时，抗-HBs阳性也是注射乙肝疫苗后的正常反映。原来阴性的，没有乙肝表面抗体，接种乙肝疫苗后呈阳性，表示产生了抗体，这是好事。

(3)乙肝e抗原(HBeAg)。它表示乙肝病毒是否复制以及是否具有传染性。HBeAg阳性，表示该患者乙肝病毒传染性大。

(4)乙肝e抗体(抗-HBe)。它表示乙肝病毒复制是否受到抑制。抗-HBe阳性，表示该患者乙肝病毒的传染性小。

(5)乙肝核心抗体(抗-HBc)。它表示是否感染过乙肝病毒。抗-HBc阳性，表示这个人感染过乙肝病毒，是恢复期的表现，也可能是急性感染的窗口期。

多项阳性或阴性表示什么？

为了述说上的方便，我们将HBsAg称为第1项，抗-HBs称为第2项，HBeAg称为第3项，抗-HBe称为第4项，抗-HBc称为第5项。

(1)第1、3、5项阳性：常说的乙肝"大三阳"，病毒数目多，复制活跃，传染性强。

(2)第1、4、5项阳性：俗称的乙肝"小三阳"，病毒数目少，复制低下，传染性相对较弱。

(3)第2、5项阳性：曾经感染过乙肝病毒，现在已经康复或是少数的注射过乙肝疫苗后的正常反映。

(4)第2、4、5项阳性：恢复期的表现，病毒即将被完全清除，但是e抗体不可持续存在。

(5)第1、5项阳性：急性肝炎或慢性携带者，传染性弱，病毒数目少。

(6)第4、5项阳性：继往感染的恢复期，也可能是免疫系统有问题。

(7)五项全为阴性：健康的易感人群，建议注射乙肝疫苗。如果配偶、新婚夫妇或热恋中的男女，一方是乙肝病毒携带者或乙肝患者，五项全部阴性的一方应立即接种乙肝疫苗。

136. 乙肝抗病毒治疗为什么必须长期坚持？

我国只有1/4的人群知道乙肝治疗须长期进行。

中国肝炎防治基金会在2009年的世界肝炎日公布了我国最大规模的一次针对4741名乙肝患者的抗病毒治疗调查结果，只有25%的患者认为抗病毒治疗需要坚持3年以上。

专家指出，乙肝病毒很难被彻底根除，要想长期地抑制乙肝病毒复制，则抗病毒治疗必须做到长期坚持。然而，仍有1/4的患者在服药过程中出现自行停药、中断服药或未发现病毒耐药但换药现象。专家指出，不坚持规范的抗病毒治疗，不仅达不到乙肝治疗效果，还可能引发病毒变异。

经济原因是不能坚持乙肝治疗的主要原因。

近六成患者表示长期接受抗病毒治疗有经济压力。专家介绍，当前的口服抗病毒治疗药物虽价格差异大，但都能有效抑制病毒，医生会根据患者的经济情况选择其能够长期坚持的乙肝治疗方案。

有25%的患者换药是因担心病毒耐药。

据专家介绍，乙肝病毒变异是所有核苷酸类似物抗病毒药物都会碰到的。假如用药期间坚持由固定医生随访，可提前规避变异风险。使用口服抗病毒治疗药物总体是安全的，患者不要由于对药物安全性有顾虑而中途放弃乙肝治疗。

137. 乙肝疫苗如何接种最适宜？

乙肝疫苗的免疫原性很好，打完三针后95%以上可出现抗体，这在疫苗中算很好了。我国的乙肝疫苗有好多种，有重组CHO细胞表达的(简称CHO)，有酵母表达的(如啤酒酵母重组的、甲基营养酵母重组的)，剂量也有许多种，如5微克、10微克、20微克、60微克的，可以根据需要做多种选择。新生儿免疫，为了保险起见，乙肝表面抗原阳性母亲所生的婴儿在满1周岁时，最好用5微克酵母重组乙肝疫苗或用10微克CHO疫苗加强一针，因为到1周岁时孩子体内从母亲得来的抗体消耗得差不多了，进入多病期。这时，看医生的次数多了，打针的次数也多了，很容易传染乙肝，尤其是表面抗原阳性母亲生育的孩子在此时容易发生乙肝感染，这个意见应为大家所接受。乙肝表面抗原阳性母亲生育的新生婴儿以0个月、1个月、6个月、12个月打针(即打四针，打了第一针后，然后在1个月后、6个月后和12个月后各打一针)最为适宜。

138. 如何有效预防甲肝和戊肝？

甲肝与戊肝都是肠道传染病，可采取预防肠道传染病相类似的各种手段加以预防。预防方法如下：

(1)不喝生水，包括不喝河道、池塘里的水，不直接饮用水库水；从江、河、湖、水库和池塘等处取来的水要先进行消毒，再烧开后喝；饭前、便后洗手。

(2)保护好水源。饮用井水的，要注意水井保护，如砌高井台，必要时加锁，禁止在井旁洗菜洗衣服。

(3)食物烧熟，不吃腐败变质或不洁的生冷食品、饮料，不生吃小水产品等。

(4)注意环境卫生，消灭苍蝇，清除垃圾，不随地大小便。

(5)甲肝患者餐具要严格消毒。

加热消毒：煮沸是消毒餐具的一种可靠方法，一般可将患者用过的餐具加水煮沸15～20分钟。

化学消毒：将餐具放在含有次氯酸钠或十二烷基磺酸钠的清洗消毒液

中浸泡10分钟，用水冲洗干净后即可使用。也可将餐具放在3%漂白粉澄清液中浸泡1小时再洗净。患者的剩饭剩菜经煮沸后再弃之。

(6)甲型肝炎还可以通过疫苗接种来预防。

139. 如何有效预防乙肝？

有效预防乙肝的对策如下：

(1)遵守性道德，洁身自爱，不乱搞性关系；不以任何方式吸毒。

(2)不与他人共用剃须刀、牙刷等。

(3)不接触未经严格检验的血液或血制品。

(4)注射时，坚持"一人一针一管一用一消毒"；不使用消毒不严格的医疗器具进行诊疗；接种乙肝疫苗。

如何接种乙肝疫苗？

乙肝疫苗是预防乙肝、乙肝所致的肝硬化和肝癌等最好的方法。当前我国实施的乙肝疫苗免疫策略如下：

(1)所有新生婴儿都要接受乙肝疫苗免疫。

(2)国家当前推荐的疫苗免疫方法是出生后24小时内一定要打完第1针，并且越早越好，满月时打完第2针，6月龄时打完第3针。

140. 目前，丙肝发病情况严重吗？

当前，丙型肝炎呈全球性流行趋势。丙型肝炎是欧洲各国、美国及日本等国家终末期肝病的最主要原因。据世界卫生组织统计，全球丙型肝炎病毒(英文缩写HCV)的感染率约为3%，估计约有1.7亿人感染HCV，每年新发丙型肝炎病例约3.5万例。我国丙肝发病状况相类似，一般人群丙肝感染阳性(抗-HCV阳性)率为3.2%，北方(3.6%)高于南方(2.9%)。感染阳性率随年龄增长而逐渐上升，1岁组为2.0%，逐渐提升，50~59岁组为3.9%，男、女间无明显差异。

例如热恋中的务工人员感染了丙肝。

一位身处热恋中的杭州外来务工者阿强，最近却因身体原因不能继续工作。他感到全身无力，饭量越来越小，老是恶心想吐，肚子右上部常出现不适或疼痛，有时还头痛、发低烧。他忽然想起，他的女朋友阿丽，以前也有这样的情况，这才感到情况严重起来。阿强与他的女友终于下了决心，一起到杭州的某大医院查个明白。医院感染科医生为他俩做了全面检查，发现这对恋人的肝脏都有不同程度的肿大、部分皮肤发黄，同时根据实验室的检查结果，明确告诉这位外来务工者，他与他的女友都患上了丙型肝炎（简称丙肝）。至于阿强为什么会感染上丙肝，医生顾及他俩的特殊情况，没有点明。医生推测很可能是该男子通过异性朋友间的亲密接触途径（即性接触）而感染上的。

鉴于丙肝在全球与我国的流行情况，浙江杭州也有不少病例发现，同时，广大城乡居民对该传染病防治又相对比较陌生，我们带着10个问题专访了杭州市疾病预防控制中心的公共卫生专家和杭州市传染病医疗机构的专家。

141. 丙肝是一种什么样的传染病？

专家介绍说，丙肝也是病毒性肝炎"大家族"中的一员。丙肝是由丙肝病毒（英文缩写HCV）引起的一种肝脏传染性疾病。丙肝病毒主要侵犯人的肝脏，可导致慢性肝炎，部分患者可发展为肝硬化甚至肝癌。丙肝病毒抵抗力相对较强，100℃加热5分钟或60℃加热10小时可将其消杀、灭活。

患上丙肝后，身体会有哪些反应（症状、体征）？

如果急性发病，则全身有乏力、食欲减退、恶心和右季肋部疼痛等身体不适。少数患者伴低热、皮肤黄染（疸）、轻度肝大；部分患者可出现脾大。有些患者开始没有感觉（无明显症状），表现为隐匿性感染，很容易被忽视。疾病发展越是后期，越难治愈，对患者的健康和生命危害很大，老百姓形象地称它为"隐性杀手"。

丙肝是如何被传染上的？

丙肝可以通过血液、性接触和母婴等多种途径传播，这与乙肝（乙型病毒性肝炎）的传染方式相类似。血液传播是丙肝最主要的传播途径，包括输血（血制品）、职业供血、血液透析、共用针具静脉注射毒品、使用未经严格消毒的针具以及医疗和美容器械等。共用剃须刀和牙刷、文身和穿耳孔等行为都是潜在的经血传播方式。与丙肝病毒感染者进行无保护的性行为也可以引起传播。有多性伴性行为的人，感染丙肝的风险更大。感染丙肝病毒的孕妇有5%～10%概率在怀孕、分娩时将丙肝病毒传染给新生儿。

确诊丙肝的主要依据是什么？

确诊丙肝的主要依据是血清中丙肝病毒核糖核酸阳性或者丙肝核心抗原阳性。感染丙肝病毒1～3周后，可在外周血中检测到丙肝病毒核糖核酸（英文简称HCVRNA）。如果只是单纯的丙肝病毒抗体阳性（排除HCVRNA假阴性），说明曾经感染过丙肝病毒，但机体已经清除了丙肝病毒，只需定期随访观察。

一般各地的传染病医院、综合性医院专科门诊和疾病预防控制机构都可以做丙肝检测。

哪些生活性接触不会传染丙肝？

需特别强调的是，健康者与丙肝患者的一般日常生活和工作接触是不会被传染的，如握手、拥抱、礼节性接吻、共用餐具和水杯、共用劳动工具、办公用品、钱币和其他无皮肤破损或无血液暴露的接触等，都不会传播丙肝病毒。丙肝患者咳嗽、打喷嚏不会传播丙肝病毒；蚊虫叮咬也不会传播丙肝病毒。

广大城乡居民应该正确、科学地认识丙肝，公共卫生机构要加强丙肝防治健康教育，提高全民对丙肝的认知水平，遏制丙肝的蔓延和传播。丙肝患者是疾病的受害者，应该得到全社会的理解、关心和帮助，而不是歧视他（她）们，因为有效预防丙肝是全社会的共同责任。要形成有利于丙肝防治的社会环境，为我国人民健康、经济发展、社会稳定提供坚实的保障。

142. 治疗丙肝有什么好办法？

丙肝治疗的目的是彻底清除或持续抑制患者体内的丙肝病毒，以改善或减轻肝损害，阻止发展为肝硬化、肝衰竭或肝细胞癌，提高患者的生活质量。

国内外通用的标准治疗方法是干扰素联合利巴韦林抗病毒治疗。

丙肝患者一定要到正规医院，在专科医生的指导下，接受规范化治疗，才可以取得最佳治疗效果。

什么情况下，要立即咨询专科医生并主动寻求检测？

当发生可能感染丙肝病毒的行为或怀疑感染丙肝时，应及时咨询专科医生并主动寻求检测。这些高危情况包括：共用针具静脉注射毒品者、多性伴性行为者、接触过被丙肝病毒污染的血液、感染丙肝病毒的母亲生下的孩子、有过器官移植及长期血液透析者。如怀疑感染丙肝，应及时到正规医院进行咨询和检测。

丙肝能否治愈？

丙肝症状不明显，容易被忽视，所以要做到早检测、早诊断、早治疗，才能最大限度地提高治愈率，降低复发率。感染了某些类型丙肝病毒的患者只要在医师的指导下，及早进行治疗和规范用药，是可以被治愈的。

对付丙肝有预防性的疫苗吗？

由于丙肝病毒易发生变异，目前尚未研制出有效预防丙肝的疫苗。

143. 预防与控制丙肝的主要措施有哪些？

据疾控专家介绍，预防和控制丙肝的措施主要有以下九个方面：

(1)拒绝毒品，不共用针具。

(2)杜绝非法采血、供血。

(3)避免不必要的注射、输血和使用血制品。

(4)不与他人共用针具或其他文身、穿刺工具。

(5)不与他人共用剃须刀、牙刷等可能引起出血的个人用品。

(6)遵守性道德，保持单一性伴侣，正确使用安全套。

(7)做好生育妇女与新生儿的有效防护。丙肝通过母婴传播的概率虽较低，但还是有传播的可能。因此，建议感染丙肝病毒的妇女在治愈前应避免怀孕。一旦怀孕后发现感染了丙肝，则应及时咨询专科医生。如果在怀孕后感染上丙肝，在不能流产情况下要保护好新生儿，且所生新生儿应在1岁时检测丙肝病毒(不宜过早，因为有可能存在假阳性)。目前，没有证据证明，母乳喂养可以传播丙肝，但乳头有破损时，要避免母乳喂养。

(8)丙肝患者应避免食用高脂、高糖类食物，避免剧烈运动。

(9)丙肝患者应该戒酒、戒毒。饮酒、吸毒可加剧肝脏损害，从而加速发展为肝硬化甚至肝癌的进程。

第八章 肠道传染病预防方法

144. 现在还有霍乱病吗？

由于霍乱病菌还没有完全被消灭，因此在一些国家，特别是发展中国家还是有霍乱的。

霍乱是由霍乱弧菌引起的烈性肠道传染病，在我国被列为法定甲级传染病。被列为我国法定甲级传染病的有鼠疫和霍乱，霍乱被排在第二位，所以又称"二号病"。我国《传染病防治法》要求在发现确诊或疑似病例后2小时内上报。霍乱具有发病急、传播快、波及面广、危害严重等特点，是当今3种国际检疫传染病中最严重的一种。

霍乱在民间被称为"瘪罗沙"，意指霍乱病所致严重的脱水可使手指上的螺纹都消失。

无痛性腹泻是其发病特征。发病者常有剧烈无痛性腹泻，大便像淘米水一样（米泔样），且呕吐呈喷射性，使身体产生严重脱水，并有肌肉痛性痉挛及周围循环衰竭等情况，如抢救不及时，常可在数小时内危及生命。

人感染霍乱弧菌后，发病时间短，一般经过数小时到6天（多为1~2天）的潜伏期后开始发病。

霍乱按脱水程度、血压、脉搏及尿量多少分为四型。

(1)轻型：仅有短期腹泻，大便次数一般每天少于10次，无典型米泔水样便，无明显脱水表现，血压、脉搏正常，尿量略少。

(2)中型：大便次数一般每天10~20次，有典型体征，精神表现淡漠或不安，口唇及身体其他部分皮肤干、缺乏弹性，眼窝下陷，脉搏细速，有典型米泔样大便，尿量每天少于400毫升。

（3）重型：大便次数每天超过20次，患者极度软弱或神志不清，严重脱水及休克，脉搏细速或者不能触及，血压下降或测不出，尿极少或无尿，可在发生典型症状后数小时死亡。

（4）暴发型：称干性霍乱，起病急骤，不必等到典型的泻吐症状出现，即可因循环衰竭而死亡。

轻型霍乱易造成传染的扩散，中型与重型霍乱很容易辨认。目前，霍乱大多症状较轻，类似一般性的肠炎，患者不当一回事，而一般的医生也多误诊或漏诊，以致造成传染的扩散。

因此，在流行季节，有肠道疾病时，一定要到肠道专科门诊就诊，进行大便培养检查，即可确诊。

145. 如何有效预防霍乱病？

霍乱是传染性很强的传染病。

专家指出，霍乱是一种流行性很广又很强的肠道传染病，通过水源与食物链等传播，短期内可以在同一地区形成多疫点暴发，还可形成跨县、跨省甚至跨国度的大流行。该病对患者健康与生命的威胁大，在我国已被列入甲类传染病管理。安徽蒙城县曾连续出现数十例霍乱病例，发病原因是患者不注意个人卫生。

耐药霍乱菌株带来极大麻烦。

专家指出，只要注意饮水、饮食、烹饪加工和手的卫生等，霍乱完全可防。但由于近年来出现一些耐药性甚至多重耐药的菌株，给治疗方面带来了较大的麻烦。潘劲草博士在这方面有很深入的研究。他负责进行的浙江省自然科学基金项目，在近年多重耐药的O_{139}霍乱弧菌中鉴定了一种负责多重耐药的接合性质粒，该质粒与国际上近来相继在多种来源的致病菌和非致病菌中检出的多重耐药质粒非常类似，表明该质粒是一种值得引起警惕的全球公共卫生危险因素。

如何有效预防霍乱病？

除了政府各有关部门加强食品卫生监督管理，确保安全供水和搞好环境卫生等治本措施外，广大市民要提高对霍乱病危害性、可防性的认识，增强预防疾病的能力，并自觉做到以下十个防范要点：

（1）严格做到生熟分开。在烧菜做饭时，最好备两块砧板，一块切熟食，一块切生食。千万不要切过鱼、虾、蟹、甲鱼等生食后，用水冲一下就用来切熟食，这样易造成交叉污染。当然，同样的道理，刚盛装过上述生食的碗盆、器皿，也不能随便用温水冲洗一下，就拿来盛装熟食。

（2）注意饮水卫生，不喝生水。在未使用合格自来水的地区，居民需对饮用水及洗漱用水进行消毒后才能使用。

（3）注意饮食卫生。不吃腐败变质食物，尤其要注意不生食或半生食海产品、水产品。食物（包括肉、鱼、蔬菜等）要彻底煮熟、煮透，剩余食品、隔餐食品要彻底再加热后食用，瓜果宜洗净去皮后再吃。外出旅游、出差、工作时要挑选卫生条件好的旅店就餐，并尽量少食凉拌菜，最好不要在路边露天饮食小店就餐。

（4）勤洗手。自觉讲究个人卫生、饭前便后及下厨处理生的食物（鱼、虾、蟹、贝壳类等水产品）后要擦肥皂液，用流动水反复洗手。

（5）消灭传染性虫媒。保持环境清洁，搞好家庭卫生，消灭苍蝇、蟑螂等传播此病的虫媒。

（6）劳逸结合休息好。合理调整饮食，注意劳逸结合和保证充足的睡眠，以提高抗病能力。

（7）高危人群可接种霍乱疫苗。

（8）发病及时就医。当发生腹痛、腹泻、恶心、呕吐等胃肠道症状时，要及时去就近医疗机构的肠道门诊治疗，切不可随意自服药物，以免延误病情。患者和带菌者均需隔离治疗。对接触者需留观5天，待连续3次大便阴性方可解除隔离。

（9）集体发病要及时报告。发现同一家庭或集体单位在短时间内连续发生多名腹泻患者时，应该立即以最快速度报告当地卫生院或疾控中心。

（10）患病者防脱水。保证饮用安全开水，防止因失水过多而发生脱水。

146. 霍乱就医有何好建议？

（1）纠正脱水与电解质紊乱。根据病情轻重补液，重、中型脱水患者立即用静脉快速输液抢救，待脱水纠正、呕吐停止后改用口服补液。轻型脱水患者以口服补液为主，少用或不用静脉补液。口服常用口服补液盐（ORS），静脉输液以541溶液为佳，并另加葡萄糖以防低血糖。

(2)合理使用抗菌药物。这是辅助措施。休克或严重呕吐患者待脱水纠正和呕吐停止后立即给予口服抗菌药物。一般不使用抗菌药物静滴或肌注。抗菌药物应全程足量服用。检测菌株的敏感性，用于指导对患者尤其是暴发流行中其他患者的治疗。

147. 细菌性痢疾发病有何特点？

细菌性痢疾(简称菌痢)是由一种叫志贺菌的痢疾杆菌引起的急性肠道传染病。该病不但发病率高，且其中急性中毒型菌痢容易误诊，对儿童的生长发育影响很大，甚至可能会危及生命。细菌性痢疾发病一般具有以下特点：

(1)大便解完了还想解。典型的急性细菌性痢疾，发病急，说来就来，并有发热、腹痛、腹泻、里急后重(大便解完了还想解，老是解不尽)、大便有血有脓，全身中毒症状较明显。腹泻一日10余次或更多，但量不多。发病严重者伴有惊厥、头痛、全身肌肉酸痛，也会引起脱水和电解质紊乱。

(2)婴儿发病多不典型。非典型的急性细菌性痢疾以婴儿最为多见，多无全身中毒症状，不发热或低热，腹痛较轻，腹泻一日3~5次。粪便呈水样或稀糊状，含少量黏液，但无脓血；左下腹可有压痛；食欲减退，并有恶心、呕吐；易引起误诊和漏诊。

(3)治疗不彻底可能会酿成慢性。慢性菌痢是急性细菌性痢疾治疗不彻底、迁延未愈或开始症状较轻而逐渐发展起来的，一拖就是2个月以上，十分顽固。

健康带菌者不能当厨师、保育员。

菌痢的健康带菌者，身上带有痢疾杆菌，自己不发病，不损害自己，但可以不断排放细菌，使别人得病。这些表面上"健康"的患者，如果从事厨师和保育员职业，危险性就太大了。因此，这些行业的工作人员，必须每年都进行健康体检，一点都不能含糊。将他们的大便移至显微镜下观察，会发现大量脓细胞和红细胞；再将大便培养检查，就"原形毕露"了。

粪—口是主要传播线路。

只要有患者和带菌者，菌痢就会传染。它主要由粪—口线路传播，高发于夏秋季节。不论何档年龄的人群，都很容易得菌痢。因菌痢发病后所产生的免疫力维持的时间较短，不同型别菌株感染后也不会产生免疫能力，所以这次病好了，短时间内还会再次感染同样的病。

食物、水、日常接触和苍蝇等都能传播。

（1）从食物传播：痢疾杆菌在蔬菜、瓜果、腌菜中能生存1～2周，并可繁殖，食用生冷食物及不洁瓜果可引起菌痢发生。带菌厨师和痢疾杆菌污染食品常可引起菌痢暴发。

（2）通过水源传播：痢疾杆菌污染水源可引起痢疾的暴发流行。

（3）日常生活接触传播：污染的手是非流行季节中散发病例的主要传播途径。桌椅、玩具、门把、公共汽车扶手等均可被痢疾杆菌污染，用手接触后马上抓食品或小孩吸吮手指均会致病。

（4）苍蝇、蟑螂传播：苍蝇和蟑螂在食物上乱吃、乱吐、乱拉粪，幼蟑螂还吃成年蟑螂的粪便，极易造成食物污染。

148. 如何有效预防控制细菌性痢疾？

细菌性痢疾的防控措施如下：

（1）养成良好的个人卫生习惯。饭前便后要洗手；食品做熟后再吃，慎用凉拌菜；剩饭菜要加热煮透后吃；生熟分开；防止苍蝇、蟑螂叮爬食物。

（2）餐饮机构做好职业性防范。餐饮单位应加强包括水源、饮食、环境卫生，消灭苍蝇、蟑螂及其孳生地在内的综合性防治措施，即做好"三管一灭"（管水、管粪、管饮食、消灭苍蝇）工作，从业人员须持健康证上岗。

（3）发病及时到医院专科就医。出现腹泻、腹痛等肠道症状的人，应及时到医院肠道门诊规范治疗，必要时应隔离治疗，直至症状消失后，两次便检培养呈阴性方可解除隔离。在没有粪便培养条件的情况下，在症状消失1周后方可解除隔离。

（4）加强集体性预防。对暴发疫情中的密切接触者应进行观察，在小范围内可服用抗生素进行预防。

（5）患者应听从医生安排。在医生指导下用药，易消化饮食，注意水电解质平衡，可给予口服补液盐补充水分。

149. 细菌性痢疾就医有何好建议？

对细菌性痢疾的就医建议如下：

(1)一般对症治疗。进易消化饮食，注意水电解质平衡，可给予口服补液盐(ORS)，必要时同时应用ORS和静脉输液。

(2)病原治疗。细菌性痢疾可以是自限性的，一般情况下可以不使用抗生素。对症状比较严重的患者，抗生素治疗可缩短病程、减轻病情和缩短排菌期。但是，治疗痢疾I型志贺菌感染时，应该慎用抗生素(许多抗生素可以刺激O_{157}：H_7大肠杆菌释放志贺毒素，诱发溶血性尿毒综合征)。由于临床分离菌株常为多重耐药性，使用抗生素应该根据当地的药敏谱来确定。

(3)如果是脑型菌痢、休克型菌痢，应迅速送医院抢救。

150. 你熟悉阿米巴性痢疾吗？

阿米巴性痢疾是由一种叫溶组织内阿米巴的原虫侵入人的结肠而引起的肠道传染病。本病在世界各国都有发生，以热带和亚热带地区最为多见。其发病率的高低与文化水平、卫生状况密切有关。我国也是高发病的国家之一。

患者多在农村地区。阿米巴性痢疾在经济比较落后的热带发展中国家的感染率可达50%以上，温带发达国家的感染率则仅为10%之内。在我国，农村患者多于城市。

青年男性多发。本病在夏秋季发病较多见，男多于女。如果画一张统计图，发病年龄的高峰位置是在青春期或青年期。多呈散发性，水源性流行偶有发生。

大便呈果酱状。发病时有腹痛、腹泻，排暗红色果酱样糊状大便，有恶臭味。这是由可致病溶组织内阿米巴的原虫侵入人的肠腔所造成的。

治疗不及时会变成慢性。因急性期治疗不当或患者体质较差，病情出现反复，可酿成慢性阿米巴痢疾，这一时间在2个月以上。虽然发病的情况与急性期差不多，但会出现贫血、消瘦、营养不良及肝大等症状。

发病者一般进食了不洁饮食。慢性患者和无症状的带虫者是本病的主要传染危险源。他们排出粪便中的阿米巴原虫包囊通过水源、手、食物、苍蝇和蟑螂等途径，由口经消化道进入人体。因此，本病患者一般有不洁饮食史或接触史，婴幼患儿尤其如此。

151. 如何有效预防阿米巴性痢疾？

对阿米巴性痢疾的有效预防对策如下：

（1）加强健康教育。通过有广泛影响的宣传工具教育群众，讲究饮食卫生、个人卫生及文明的生活方式，不喝生水，不吃不洁瓜果、生蔬菜，养成餐前便后或制作食品前洗手等卫生习惯。

（2）消灭传染源。对人和动物中的带囊者和发病者进行定期检查和隔离，特别是饮食业的服务人员和动物饲养员应更加重视。

（3）保护好公共水源，饮用水应煮沸。

（4）保护好公共环境。加强粪便管理和畜圈的卫生管理，因地制宜做好人与动物粪便的无害化处理，严防粪便污染，改善环境卫生。

（5）消灭传播虫媒，大力扑灭苍蝇、蟑螂。采用防蝇罩或其他措施，避免食物被污染。

（6）有病及时就医。

152. 阿米巴性痢疾就医有何好建议？

对阿米巴性痢疾就医有如下建议：

建议之一：支持治疗。急性期患者应卧床休息，进流质或少渣饮食。严重腹泻者需纠正水电解质紊乱，必要时静脉补液。慢性患者应注意维持营养。

建议之二：病原治疗。

（1）甲硝唑（灭滴灵）为首选药物。口服吸收良好，半衰期8小时。成人剂量800毫克／（千克·天），一日3次，疗程5～8日，小儿35～50毫克／（千克·天）。孕妇慎用。

替硝唑（甲硝磺酰咪唑）为第二代硝基咪唑类化合物，半衰期12小时。

剂量50～60毫克／（千克·天），疗程3～5日，效果良好，副作用小，但包囊排出率较高。

（2）双碘喹啉：慢性患者宜加用。不宜用于甲状腺疾病患者。

（3）二氯尼特（安特酰胺）：为目前最有效的杀包囊药。成人剂量500毫克／（千克·天），一日3次，疗程10日。儿童20毫克／（千克·天），分3次服用。副作用以腹胀为主。

此外，四环素、巴龙霉素可用于辅助治疗。为达到根治目的，应加用腔内杀虫剂（如二氯尼特、双碘喹啉等）。

153. 伤寒、副伤寒发病有什么特别之处？

伤寒、副伤寒是急性肠道传染病，之所以放在一起讲，是因为它们都是由一种叫伤寒沙门菌的细菌引起的。伤寒由伤寒沙门菌引起，副伤寒则由甲、乙、丙型副伤寒沙门菌所引起。两者发病的症状相类似，治疗的方法也差不多。

相对脉缓是最特别之处。本病有持续高热、相对脉缓、特征性中毒症状、脾大、玫瑰疹与白细胞减少等身体反应。特别要指出的是，一般人生病了，有发热情况，心跳与脉搏总是加快的，热度越高，则心跳与脉速越快。但伤寒、副伤寒发病恰恰相反，热度很高，心跳与脉率却并不加快与加速，反而有所下降，这叫"相对脉缓"，与引发中毒性心肌炎有关。这为医生的诊断提供了有利依据。

会有肠穿孔等严重情况。在本病快要痊愈时，肠的病变处特别薄弱，一碰较硬的食物就会发生破裂。所以在这一时期要严格控制固体类饮食，但患者往往做不到，因偷食吃而导致肠出血、肠穿孔的情况还是比较多的。

病程第6天出现皮疹。很多传染病在发病过程中会出现相应的皮疹。这对发现疾病、诊断疾病很有帮助。本病的皮疹在病程第6天出现。患者皮肤出现淡红色小斑丘疹（玫瑰疹），直径约2～4毫米，压之退色，为数在12个以下，分批出现，主要分布于胸、腹部，也可见于背部及四肢，多会在2～4天内消失。水晶形汗疹（或称白痱）不少见，多发生于出汗较多者。其他的传染病，如水痘是在发热的第1天出现皮疹，猩红热是在发热的第2天出现皮疹，天花是在第3天出现皮疹，麻疹是在发热的第4天出现皮疹，等等。

传染性自始至终都存在。伤寒、副伤寒的传染危险源来自患者和健康带菌者。一个人只要感染了这种致病菌，就有排出病菌传染给他人的危险性。

经由不干净的水和食物传染。伤寒、副伤寒是经粪—口路径传播的，经污染的水、食物、日常生活接触和致病生物等进行传播。

青壮年、学龄及学龄前儿童多发。本病一年四季都可发生，一般夏秋季多发，人群普遍易感，但发病多为青壮年、学龄及学龄前儿童，发病与当地的经济水平、卫生状况、地理环境密切相关。学校、农村、城乡交界处、低洼水网等地区是伤寒、副伤寒的重要流行区。流行形式有散发、暴发和流行等。散发是主要流行形式。发病或隐性感染后，体内会产生持久的抗病能力（免疫力），以后再遇到这种病菌，感染机会就会大大减少。

晚期患者会在幻觉中自杀或动刀。曾经有个伤寒晚期患者，一天晚上她莫名其妙地上吊身亡了。警方现场勘察排除了他杀，初步断定是"自杀"。但自杀怎么也讲不通，患者家属无论如何不同意。后来还是传染病专家给出了解释：伤寒患者如不及时治疗，会出现高热，神志恍惚，产生幻觉，也会不自觉地动刀和投环（即上吊），造成悲剧。这在我国古代医案例中也有记载。因此，在本病的晚期，护理人员包括患者家属，要管好患者。

154. 如何有效预防和控制伤寒与副伤寒？

伤寒与副伤寒的防控措施如下：

（1）养成良好的卫生习惯，不喝生水，饭前便后要洗手。

（2）不到卫生条件差的摊点、路边餐馆就餐，特别是在出差情况下。

（3）不生吃或半生吃毛蚶、牡蛎、蛏子等小海产品。

（4）严格做到生熟分开。下厨做菜烧饭时，最好备两块砧板，一块切熟食，一块切生食。盛菜的餐具也同样如此。

（5）加强饮水源和粪便管理，防蝇、灭蝇，垃圾密封投放，消灭苍蝇孳生地，切断传播线路。

（6）凡有不明原因持续发热患者，要及时到医院诊断治疗，以免延误病情。

（7）家中以及周围有伤寒患者时，更要注意自我保护。对可能污染的物品可选用煮沸、消毒药浸泡等方式消毒。

（8）在环境卫生、饮食卫生不太好的地方出差，或在家照顾患此病的患者时，可应急性预防服药。

(9)应急接种，对疫情暴发地区及毗邻地区的重点人群进行伤寒菌苗的预防接种。

(10)当家里有病例出现后，应采取隔离治疗措施，做到早发现、早报告、早治疗、早隔离。患者接触过的物品要进行消毒处理。

(11)伤寒、副伤寒患者和病菌携带者不能从事食品行业和幼托工作。食品卫生监督管理部门要把好关。

155. 伤寒、副伤寒就医有何好建议？

伤寒、副伤寒患者就医时，病原治疗是关键，氟喹诺酮类为首选药，常用者为氧氟沙星和环丙沙星，但儿童、孕妇、哺乳期妇女忌用。后者可用头孢曲松或头孢噻肟。但对不宜用氟喹诺酮类药物或头孢菌素过敏者，氯霉素仍然可作为选用的药物，但应注意其应用指征与副作用。肠出血者应暂禁食，大量出血者应输血，并发肠穿孔时宜及早进行手术治疗。

第九章　性病及艾滋病预防方法

156. 如何正确认识艾滋病？

艾滋病，全称是"获得性免疫缺陷综合征"（acquired immune deficiency syndrome），世界卫生组织（WHO）专门用英文缩写字符"AIDS"来简称它。引发艾滋病的是人类暂时还没有办法对付的人类免疫缺陷病毒（human immunodeficiency virus，HIV），即艾滋病病毒。

艾滋病的死亡率极高，是经性接触等途径传播感染的，也是性传染性疾病。

艾滋病破坏的是人的抗病能力。艾滋病病毒侵入人体后，就搞"破坏"活动，主要"罪行"是使患者免疫系统中一种起协调作用的淋巴细胞（即CD4细胞）数量大幅度减少。此时，机体抵抗疾病的能力逐渐下降，直到完全丧失，最后使患者死于一种或数种机会性疾病。

艾滋病与人们自身的行为关系极为密切，因此它也是一种"行为病"。目前，人类还没有疫苗可以预防，也没有治愈这种疾病的有效药物或方法。

社会、个人应严加防范，刻不容缓。目前，艾滋病在我国流行的最大特点是由高危人群向普通人群（即普通老百姓）急剧扩散。对付艾滋病是全社会的事，政府及各职能部门（如卫生、公安、司法、财政、劳动保障、教育、药品监管、媒体宣传、旅游、计划生育及医学院校、医院、疾控部门等）都有义不容辞的责任，当然，也包括你、我、他，普普通通的老百姓。

哪些生活行为不会感染艾滋病病毒？礼节性的接吻、共同进餐、被蚊虫叮咬、共用游泳池（或浴池），与艾滋病感染者或患者进行商务活动、谈判、签订合同，一般性的生活行为如握手、拥抱，共用衣服、手套和鞋袜，共用电话、马桶和厕所，共用桌、椅、板凳，共用书、笔、纸等都不会感染艾滋病病毒。

157. 感染艾滋病病毒后会出现哪些情况？

人从感染艾滋病病毒到成为艾滋病患者，一般需10年左右时间，在此过程中可出现四个阶段：

（1）急性感染期：病毒进入人体内，3~6周后可出现类似感冒或传染性单核细胞增多症样急性感染的症状，如发热、头痛、全身酸痛、恶心、呕吐、腹泻、关节痛和皮疹等。

（2）无症状感染期：血液检测艾滋病病毒抗体阳性，但无临床症状或体征，与正常人一样。该期持续2~10年，短的2~5年，长的可达20年以上。从此期起，都有传染性。

（3）症状感染期（也称相关综合征期）：可有淋巴结肿大、发热、腹泻或神经性疾病、体重下降。

（4）艾滋病期：患者可出现长时间的低热，不规则并且查不出原因，还有慢性腹泻、一天天消瘦、疲劳无力，很容易感染各种疾病，如卡氏肺孢子虫性肺炎、口腔念珠菌感染、组织胞浆菌感染、弓形虫病、隐孢子虫病、新生隐球菌脑膜炎或肺炎、反复发生的疱疹病毒感染；并有神经系统病变和卡波济肉瘤、淋巴瘤等，中青年患者会出现痴呆症。

在艾滋病期，特别是晚期，体内CD4细胞计数少于$2×10^8$/L，外周血中病毒载量高。患者可死于肿瘤和各种病原体的感染。

艾滋病病毒感染者与艾滋病患者有什么不一样？

感染者是指机体感染了艾滋病病毒，但没有任何临床表现或出现症状、体征，按国家卫生和计划生育委员会的诊断标准还不足以诊断为艾滋病患者。这些人对健康者有传染性。

当量变到一定程度发生质变，出现的症状、体征按国家卫生和计划生育委员会诊断标准足以诊断为艾滋病时，就成为艾滋病患者。这些人身体的反应就比较明显。

158. 艾滋病是如何感染或传播的？

艾滋病的感染或传播主要有三条线路：

（1）血液传播。输入被艾滋病病毒污染的血液或血制品；接受病毒感染者的器官（器官移植）、精液（人工授精）；与感染者共用注射用具（如静脉吸毒者共用注射针具）。

（2）性行为传播。无保护的肛门性交、阴道性交和口腔性交。

（3）母婴传播。被感染的怀孕妇女可能在怀孕后、分娩过程中、哺乳期将艾滋病病毒传给她的胎儿或婴儿。

"窗口期"是怎么回事？

人感染艾滋病病毒后，一般需要2周的时间才能产生抗体。

"窗口期"是指人体感染后到能查出抗体的这段"空白"时间，通常为2周至3个月，少数人在4~5个月，很少超过6个月。在这段时间内，血液中虽查不到抗体，但此人有传染性。"窗口期"的长短与检测试剂的灵敏度有关。现在使用的第三代检测试剂，"窗口期"有的已缩短至3周左右。

如果检测的时间处于"窗口期"，且结果是阴性，则应6个月后再采血做一次检查，方可明确诊断。

同性恋者的性行为更易感染艾滋病。

多性伴、肛交和口交等特殊性交是男性同性恋者普遍存在的现象，但这些都是感染和传播艾滋病的重要原因。

专家指出，肛交的危险性最大，原因有三：①肛肠的黏膜薄而娇嫩，毛细血管多而密，肛交时极易擦损使病原体直接侵入；②直肠内的碱性环境更适宜于病毒生存繁殖；③直肠内抗体分泌少，此处细胞（朗格汉斯细胞）易被HIV感染、繁殖。

口交也有危险性。口腔的黏膜同样薄而易损，也存在丰富的朗格汉斯细胞，口交时会因牙齿损伤口腔黏膜或因口腔内炎症、口腔黏膜不完整，在接触阴茎射精前的分泌物和精液时即可造成感染。

哪种性交方式感染的危险性最大？

在几种性交方式中，其危险程度由高到低依次为：肛门性交的被插入者＞肛门性交的插入者＞阴道性交的女方＞阴道性交的男方＞口腔性交的被插入者＞口腔性交的插入者。

159. 患上了艾滋病怎么办?

被确诊为AIDS患者后,千万不能丧失信心、自暴自弃,而应与医生密切配合,积极治疗。目前,正在开展的治疗有:

(1)心理治疗。对有抑郁、绝望等情绪的患者需进行心理和精神方面的治疗和支持。

(2)营养治疗。随着疾病的进展及各种感染的发生,体能消耗增大,患者发生进行性营养不良,因此需提供蛋白质、热量和其他营养保障。胃肠功能尚好者,可以口服加强营养,必要时可行胃肠高营养或静脉高营养。

(3)对症治疗。如降温、纠正贫血、给氧、补液及纠正电解质紊乱等。

(4)治疗和预防机会性感染。预防用药,并针对不同病原感染进行治疗,如抗原虫、抗细菌等治疗。

(5)基因治疗。采用不同方法将抗病毒基因注入患者体内,阻止艾滋病病毒复制。

(6)免疫治疗。进行免疫重建是治疗中的重要策略。通过多种免疫疗法,增强免疫功能,减缓疾病进展。药物有干扰素、血细胞介素-2、丙种球蛋白及中药香菇多糖、黄芪、甘草酸和丹参等。

(7)中医药治疗。原则是扶正祛邪,以扶正为主,强调以人为本,整体调理。其起效虽慢,但作用持久,是多种机制的综合作用,不易产生耐药性,毒、副作用小,易于长期服用。可配合机会性感染治疗,有助于疾病恢复。

(8)抗病毒治疗。根据HIV复制周期,可以选择不同的药物抑制艾滋病病毒的复制。

160. 为什么艾滋病检测实行实名制好处多多?

艾滋病检测实名制有利于治疗与管理。

2012年2月9日,卫生部召开例行新闻发布会,针对部分省份拟推行艾滋病检测实名制给出了回应。中国疾病预防控制中心主任王宇表示,实名制有利于治疗和管理。杭州市疾控中心主管艾滋病防控的陈树昶副主任赞同这一观点,表示只要卫生部下达文件,该中心就坚决实行。他认为,随着艾滋病防治形势的改变，从原来的鼓励检测，转变为对被检测人员的有效管理和后续服务。实名制是非常有利于艾滋病预防、治疗和管理的，尤其在防控重点地区，开展更广泛的实名制艾滋病检测，是非常有效的措施。

艾滋病检测实名制与保护隐私不矛盾。

专家指出，对艾滋病患者实行检测实名制，与保护患者的隐私并不矛盾。在大杭州范围的各区、县(市)共有40多个艾滋病自愿咨询检测点。一直以来，有艾滋病高危行为的人来咨询和检测，采用真名的人不多，一般人都采用假名，只留下可以联系的个人电话或手机号码，以便将检测的结果及时告知。在实行的过程中，我们所有的检测点都是采取专门场所、专人接待、专人保管检测者个人资料等严格的保密制度，如果采用实名制，我们会做得更好。但是由于有些人用假名、假地址与假电话号码，使我们的防控工作非常被动。最大的被动是很难将这些人的检测结果通知到本人；即使联系上本人，通知以后由于没有办法采取很好的治疗措施(如配偶与密切接触者的检测与预防等)，这就会大大影响艾滋病防控的成效。

艾滋病检测实名制可大幅降低感染率。

专家介绍，对艾滋病检测实行实名制，好处是很多的。国际上很多研究证明，若是阳性感染者，只要将检测结果告诉他，他的艾滋病传播活跃程度就会下降68%，所以检测和告知是很好的艾滋病控制方式。

161. 为什么要取消对艾滋病、性病感染者和患者的入境限制？

2010年4月，我国公布了取消对来自外国的艾滋病、性病感染者和患者的入境限制的政策，引起广大城乡居民和媒体的高度关注。我们应如何看待这个问题呢？杭州市疾病预防控制中心的有关专家对此政策进行了解读，并回答了市民普遍关心的问题。

我国哪些法律条款进行了修改？

据杭州市疾控中心分管艾滋病、性病防控的陈树昶副主任介绍，2010年4月19日，国务院第108次常务会议通过了《国务院关于修改〈中华人民共和国国境卫生检疫法实施细则〉的决定》和《国务院关于修改〈中华人民共和国外国人入境出境管理法实施细则〉的决定》，取消了对艾滋病、性病感染者和患者的入境限制。政策出台后，两个决定分别修改了《中华人民共和国国境卫生检疫法实施细则》第九十九条的规定和《中华人民共和国外国人入境出境管理法实施细则》第七条第(四)项的规定。两个决定的实质内容是一致的,即:取消对患有艾滋病、性病、麻风病外国人的入境限制,并限定禁止入境的患有精神病和肺结核病外国人的范围。

反对歧视的重大举措,有利于艾滋病的防控工作。

陈树昶副主任告诉我们,他作为一个艾滋病、性病防控的专业人员,首先是从反歧视的角度去理解这个决定的。联合国现任(第八任)秘书长潘基文曾说,惩罚性的政策和措施只会损害全球应对艾滋病的行动。他说得很对,对艾滋病感染者和患者的歧视不利于艾滋病的防治,这是所有专业人员的共识。我国在艾滋病防控中实施"四免一关怀"政策,就是反对歧视艾滋病感染者和患者的最好体现。事实证明,自实施这一政策和有效防控管理以来,包括杭州在内的全国各大城市都有力地遏制了艾滋病的蔓延势头,杭州2009年艾滋病血液传播[包括静脉注射(吸毒)]和母婴传播比例下降,静脉吸毒感染病例和母婴感染病例都只有1例,省外流动病例比2008年同期下降5.53%;女性感染例数下降,女、男之比从2008年的1:3.1下降到2009年的1:3.8。

"拒之于国门之外"的政策为什么不再实行?

陈树昶副主任认为,以前的"拒之于国门之外"政策,即限制国外艾滋病、性病感染者和患者入境,虽也是控制传染病流行的方式之一,但主要用于传染病流行的早期(不知道如何有效预防和控制等),在一定程度上可以防止或延缓艾滋病的传入。但是事实说明,堵是堵不住的,艾滋病的流行也说明了这一点。资料显示,杭州市自1985年首次在血友病患者中检出艾滋病病毒(HIV)感染者以来,截至2013年11月25日,累计报告艾滋病病毒感染者/艾滋病患者(HIV/AIDS)3781例,其中AIDS 1326例,死亡登记394例。2013年新报告822例,比2012年同期上升21.06%(2012年报告679例)。这仅仅是杭州市的情况。我国于1981年报告第一例艾滋病患者(北京佑安医院),现在全国几乎所有的省、市和自治区都有艾滋病感染者和患者的报道。

他认为,必须像现在这样,走综合防治的道路,从政策、技术和法制上对艾滋病进行全方位的预防和控制,才能从根本上起到作用。

任何决策都有风险,应当加强配套措施。

陈树昶副主任最后指出,任何决策都是有风险的,也都是权衡利弊的结果。我们不能用以前的数据来证明现在的放开是可行的,也不能用以前政策的结果来证明现在放开的必要性。作为疾控部门，我们应该清醒地认识到自身的责任更重大了。我们对本地区的艾滋病感染者和患者有非常有效的管理制度（包括随访、免费的自愿咨询检测和抗病毒治疗等）。对这一政策的实施，我国应该有相应的配套措施或法律规定。例如，如何对入境的艾滋病、性病感染者和患者进行有效的管理，各级疾控部门应该做些什么，等等。

162. 为什么说艾滋病疫情很可能是"冰山一角"?

全省几乎每天有一名新的艾滋病感染者。

2010年下半年，在杭州召开的浙江省公共卫生高端论坛中，浙江省疾控中心艾滋病与性病预防控制所潘晓红所长在《艾滋病流行特征与思考》的论述中指出，现在全省与全市的艾滋病防控形势确实十分严峻，浙江省几乎每天都有一名新的艾滋病感染者出现。艾滋病感染的可能性已从高危行为（如卖淫嫖娼、静脉吸毒、地下卖血等）发展到正常的配偶之间。目前，全国或全省、全市的艾滋病疫情极有可能是"冰山一角"。实际数可能大大超过报告数。

我国艾滋病控制的主要策略历年来在不断进行调整：

1985—2002年，被动监测、大众宣传教育、控制血制品、实验室网络建设；

2002—2004年，少数地区开展了安全套推广试点；

2004年，开展了美沙酮维持治疗试点；

2005年，推广了自愿咨询检测工作；

2005年，开展了监管场所被监管人员和既往有偿献血人员的大筛查；

2004—2005年，启动免费母婴阻断和免费治疗策略；

2007年，普遍推广安全套和美沙酮维持治疗；

2008年，提出加强感染者和患者管理策略；

2009年，提出新近感染监测策略。

2010年10月，浙江省对今后几年的艾滋病防控提出了针对性较强的"1+2+3"控制策略。

（1）针对一般人群，关注安全的健康教育，减少危险行为；消除恐惧与歧视，促进检测和感染者关怀。

(2)针对高危人群，进行行为干预、HIV检测与咨询。

(3)针对HIV阳性人群，防止把HIV传给别人，及时治疗感染者和患者。

对艾滋病感染者和患者采取针对性强的策略。

(1)了解HIV/AIDS心理健康现状和心理健康影响。

(2)建立HIV/AIDS心理健康服务策略和心理卫生服务模式。

(3)提升HIV/AIDS预防控制能力，提高HIV/AIDS患者生命质量，提升HIV/AIDS研究水平。

163. 为什么要让艾滋病感染者和患者知道实情？

我国半数以上的艾滋病感染者和患者不知实情。

2010年5月，在清华大学召开的中盖艾滋病项目艾滋病媒体报道高级研修班上，清华大学艾滋病政策研究所所长、社会系教授、社会学研究中心主任景军透露，据估计，我国艾滋病感染者和患者约有74万人，其中32万人知道自己的情况，42万人不知道自己已感染或患病；而在美国已知道感染或患病的有79万人，不知道病情的只有21万人。

知道自己实情，危害程度会大大减轻。

专家认为，知道自己已感染或发病，会大大降低艾滋病感染者或患者对社会和他人的危害性。只要社会不歧视他们，他们绝大多数人会采取有效措施，以防止病毒的进一步扩散。北京自发现第一例艾滋病患者以来，故意传播的只有一名女孩，被判处两年徒刑。而不知道自己病情的，则危险性太大了。

专家指出，国家放宽政策，取消相应的限制，是顺应世界潮流、与国际接轨，且有利于全球化防艾统一行动的。

另外，专家强调，作为广大市民，要以尊重、友好和不歧视的态度对待这些感染或身患性病和艾滋病的外国人，他（她）们本身就是艾滋病、性病的受害者，相信他们中绝大多数来我国都是进行参观和旅游的，不是故意来传播疾病的。艾滋病的传播渠道十分明确，包括不洁性行为、血液途径和母婴垂直传播等，只要采取有针对性的有效防护，是不会被感染的。一般的交往是绝对安全的。因此，市民们不必紧张。

164. 个人和家庭如何预防艾滋病？

防控对策之一： 做到忠诚和专一，即"一夫一妻"制度。

若做不到，则必须一贯、正确地使用安全套。"一贯"是指每次性行为都使用安全套。如果时用时不用，则会大大影响效果。使用时要掌握正确的方法，这已经是最后一道防线了！

防控对策之二： 婚前应自愿进行咨询和体检。

婚前进行咨询有多种好处：①制订将来的生活、工作、学习计划，对是否孕育胎儿作出决定；②减轻担忧；③若发现情况，可早期诊断、早期接受治疗；④及早采取健康的生活方式，减缓向艾滋病发展的进程；⑤防止艾滋病病毒进一步传播给他人。

防控对策之三： 外来务工人员避免经性接触感染艾滋病病毒。

(1)不看色情读物、图片、录像和光碟，尽量减少性刺激。

(2)单身者应采用最保险的办法暂时性禁欲。"性压力"特别强时且做不到禁欲者，可用手淫等自慰方法解决；做不到暂时禁欲者，可采取"忠诚、专一"和"一贯、正确使用安全套"的方法来缓减"性压力"。

(3)已成家的务工人员，可携带配偶一起出来工作。

(4)对未婚的大龄务工人员，政府或有关部门应为他们提供免费或低消费的正常交往的机会和活动场所，丰富他们空余时间的娱乐内容，使一些大龄务工人员也能借此找到合适的女朋友，尽量不去色情场所。

防控对策之四： 吸毒者使用清洁注射器和进行美沙酮替代疗法。

(1)市民要洁身自好，远离毒品，加强自我防范意识，避免在一切情况下的吸毒诱惑。

(2)染上毒瘾的，尽早去戒毒所尽可能戒去毒瘾。

(3)实在无法戒断者可与当地疾控部门联系，每次调换、使用清洁的针具。

(4)可与当地有关部门和医疗机构联系进行美沙酮替代疗法。

防控对策之五： 避免土法接生。

孕产妇，特别是"边、远、贫困"地区的孕产妇一定要到正规的、条件较好的医院去待产、分娩。

防控对策之六： 献血要正规。

献血是光荣、神圣的，一定要到正规的、条件好的血站去献血，抽血的用具必须是"一次性"的一人一套。

防控对策之七：输血、打针要加强防范。

不使用来历不明的血液或血制品；不到无证游医处和消毒不严的小诊所输血、输液和打针等；尽可能少输血、少输液，必要时应前往正规、条件好的医院治疗疾病。

防控对策之八：理发、美容也应注意预防。

不在理发店使用公用的剃刀修面、刮胡须或剃光头，最好能养成用自己的刮刀、剃须刀进行修面和刮胡子等习惯；头部有皮肤损伤的，不在理发店里洗头、理发。文眉、穿耳针等最好到消毒条件好的正规医院的美容科做。

防控对策之九：正规治牙病。

牙齿有病时，一定要到正规医院牙科进行治疗，但也要注意那里的治牙器具(特别是钻头)是否经严格消毒。

165. 男男同性恋，为什么是性行为中最危险的传播途径？

2009年，杭州市疾控部门对175名男性网民进行网络调查(这种调查真实性高)，以了解男男性接触者(MSM)的性行为状况，为艾滋病的行为干预提供依据。

据调查组专家杭州市疾病预防控制中心副主任陈树昶介绍，调查对象首次性行为年龄中位数为20岁。84.35%的调查对象在半年内有过肛交行为，78.86%的调查对象在半年内有口交行为。最近6个月肛交行为中，31.45%的人从未使用安全套，每次都使用的占20.16%；最近一次肛交时，未使用安全套的比例为56.45%。最近6个月口交行为中，90.37%的人无保护措施；最近一次口交有93.33%的人无保护措施。最近6个月与异性发生性行为时，40.73%一直未使用安全套，每次都使用的占22.22%；最近一次异性性行为时，62.96%的人未使用安全套。为避免感染艾滋病，89.3%的人愿意使用安全套。因此，调查得出结论，男男性接触者普遍存在危险性行为、安全套使用率低，使得艾滋病在此人群中的流行成为可能，应加强对此人群的行为干预工作。

男男性行为的每一种性交方式都很危险。

多性伴、肛交和口交等特殊性交途径是男性同性恋普遍存在的现象，但这些都是感染和传播艾滋病的重要途径。

调查显示，男男性接触者已经成为感染艾滋病病毒的高危人群。杭州市通报显示：2013年，该市男男同性性接触艾滋病传播率为56.2%。

青岛大学医学院附属医院性健康中心张北川教授介绍，男性同性恋者占成年男性人口的2%～5%。在我国，男性同性恋者有2000万左右，而MSM人数远多于此。这一人群中，有与性工作者接触频繁者，有双性恋者，更有迫于社会压力组建家庭者，如果不正视这一群体，伤害的将是更广泛的健康人群。

下面几个实例是我们从杭州市疾病预防控制中心艾滋病性病防治所收集到的，且该中心副主任陈树昶对此进行了简要点评。

就是一次，也会中"的"。

24岁的小郑，天生一副奶油小生模样，是外地某大学的四年级学生。在校期间，小郑就是文艺骨干，演什么像什么，尤其是客串女生，那身段与声音在舞台上真让人难辨"雌雄"，就连当时学校许多男同学，也纷纷打听，"她"是谁、哪个系，都想与"她"认识。毕业前，他到杭州一家公司一边实习，一边完成最后的毕业论文。该公司老板是一位中年男性，虽然家有妻室，但喜欢与男性交往。一见小郑，大有相见恨晚之意，很高兴地接纳他来公司实习。这家公司的发展很有潜力，又在风景如此美丽的天堂杭州，小郑有了留下工作的想法，为了讨好这位老板，为毕业后的就业创造条件，小郑在与老板的个人交往中，如两人的出差、喝酒等单独相处时，对老板的出格行为并不十分抗拒。有一次，在外地出差的旅馆房间里，因为喝了很多酒，小郑迷迷糊糊地以为与自己的女朋友在一起，竟任由老板给他脱去衣服，发生接吻、遍身抚摸、吮吸等亲昵动作。之后，老板在他的肛门处涂了一些油状液体，发生了性行为。小郑感到，有种以前与女朋友交往不一样的兴奋感。他知道，这就是以前他在网上看到的所谓男男同性恋了。老板答应，只要"好好表现"，毕业后就到他公司上班，工资待遇与职务等一切从优。由于种种原因，小郑在以后的日子里，与老板相继发生了10次性行为，但后面的几次，他要求对方一定戴安全套。3个月后，小郑因阑尾炎手术，术前化验血液，被检出艾滋病病毒感染。而在疾控部门的流行病学调查中，其女朋友没有问题，老板有问题。小郑后悔莫及，就是这么一次没有保护的男男不洁性行为，就中了"头彩"。

专家点评：在性行为中，绝不能有侥幸心理。不洁性行为，哪怕只有一次，也会感染艾滋病病毒。

暗室里，不知对方何模样。

家住我国南方沿海H市的小杨，是个学建筑的硕士研究生。他十分喜欢探索新奇的生活，大都市里的什么场所都想去见识一下。在"铁杆"朋友的介绍下，他去了一家很特别的浴室。这里的服务生都很年轻，但大多是自助性的服务。有时候，他在昏暗的光线下，看到一对对男性很亲密地进进出出。因为浴室这个便利条件，有些人洗完澡后，就在一间间有屏风遮挡的小间里相互赤身裸体缠绵在一起，就好像是一对对热恋中激情万分的青年男女。看到小杨有些莫名的躁动，他朋友建议，如果想试试有无这方面的爱好，可以到有这样标记的房间里去，那里有人会提供这样的服务。记住，这是愿做"鸡"女的标记，那是愿做"鹅"男的标记。

小杨是个见多识广的青年学生。他在网上浏览时，就知道国外有这样的同性恋组织，想不到在他生活与工作的城市里也有。他朋友告诉他，这样的组织在特殊的酒吧和公园里都有。

为了保密，小杨这天事先喝了点酒，单独一人上了这个浴室。他好奇地进入有"鸡"标识的房间，里面的人也有与他相同的想法——保密，两人完全是在黑暗中进行。由于是第一次，在酒性尚未彻底消除时，两人缠绵一番后，小杨竟忘了让对方戴安全套，使对方无保护的下身进入了自己的身体，而随随便便地与陌路人发生了不洁性行为。这次莫名其妙的"探索"，让这名很有前途的硕士付出了生命与健康的沉重代价，几个月后，小杨的艾滋病病毒血检呈阳性。事发后，疾控部门的工作人员却找不到这位可能传染给他的陌生人，一个传染源又流入我们的社会。

专家点评：猎奇固然有可取的一面，但不能拿健康和生命作代价。

交友不慎，一生追悔。

这是笔者亲眼见到的一位艾滋病病毒感染者。他姓方，30多岁，手上拿着一张疾控部门通知的血检复查通知单。我看到单子上"CD4"淋巴细胞数是"100"。疾控部门的专家说，小方感染艾滋病病毒不止半年了（正常人的"CD4"淋巴细胞数是800以上，感染艾滋病病毒后，下降到100，需要几年时间），而事实确实如此。小方是一家外贸公司的业务员，也许与他的职业有关，他好交天下朋友。4年前，一次在朋友的麻将桌上，他结识了一位新（男）朋友，觉得这人见多识广，什么事都能说得头头是道，且很讲人情。小方便与他单独交往起来，聊天、喝酒、打牌等，形影不离，一天不见，如隔三秋。这位朋友结识小方，其实也有一定的用意。小方，外表帅气，且是有点阳刚的俊男。一天，这位朋友打开一瓶法国名酒，倒上一杯让小方喝。小方不知怎么地晕乎了，难道是自己的酒力不行了，还是此酒的性太足，只感到自己一点力气都没有了。他只知道，他是被朋友抱扶到床上的。两人都脱光了衣服，朋友把他像玩一个女人一样地玩弄一番，最后他们发生了性行为。他人是有点清醒的，但没有力气进行任何反抗。

被朋友诱奸后，他觉得这件事很恶心，便与这位朋友断绝了关系。

他与笔者说，交友不慎是要付出代价的。不过，他与疾控部门配合很好，积极治疗，也向妻子告明了真相。妻子原谅了他，每次性生活都采取防护措施，至今，妻子情况良好。

专家点评：多个朋友多条路，但也要看是什么样的朋友，危险的朋友交不得。

明知山有"虎"，偏向"虎"山行。

异性间的性传播也不容忽视。这种情况在贫穷偏僻的山村发生较多。身强力壮的某山村农民阿兴，用高价"买"了外地媳妇桂花。这位桂花在老家吸过毒，戒了，怕再遇上以前的吸毒友经不起诱惑、恶习死灰复燃，就下嫁穷山村，欲与毒品彻底决裂。

结婚时，桂花告诉丈夫，自己因为吸毒染上艾滋病病毒，是个艾滋病感染者，同房时一定要戴安全套。但用了几次后，阿兴嫌麻烦，激情奔放时还要套上这玩意，另外也感到双方肉体直接接触，感情深，再者自己这么强壮，还怕它不成，坚持不用。于是桂花也就不再坚持了。

这样做，让阿兴付出了沉痛的代价，几年后的一次身体检查，阿兴发现自己感染了艾滋病病毒，血液检测呈阳性；更不幸的是，自己的宝贝儿子在出生后也发现感染了艾滋病病毒！

专家点评：对艾滋病这样的"恶魔"，一定要在科学知识的指导下，规范自己的行为，明知不可为而非为之，是十分危险的。

166. 如何让男男性接触者走出艾滋病的"灰色空间"？

男男性接触者的艾滋病感染率很高。

艾滋病的传播线路主要有三条：①血液传播：输入被HIV（艾滋病病毒）污染的血液或血制品，接受HIV感染者的器官（器官移植）、精液（人工授精），与感染者共用注射用具（如静脉吸毒者共用注射针具）；②性行为传播：无保护的肛门性交、阴道性交和口腔性交；③母婴传播：被感染的怀孕妇女可能在怀孕后、分娩过程中及哺乳期将HIV传给胎儿或婴儿。

青岛大学医学院附属医院性健康中心张北川教授说，调查显示，男男性接触者(MSM)感染艾滋病的概率比一般男性要高10～20倍。而在同性爱、双性爱、异性爱、变性欲者四个人群中，MSM感染艾滋病的概率也是最高的。我国于1989年发现的首例经性传播的艾滋病感染者就是一位MSM。在一些省(市、区)，MSM已经成为艾滋病感染率最高的人群。在MSM人群中，近800万的城市男性和流动到城市的男性，更是高危的人群。在MSM人群中，艾滋病传播主要与三个因素有关：性伴数量、性行为方式、是否有防护措施。具体而言，性伴数目越多，感染概率越高，而正确使用安全套可以使艾滋病病毒的传播下降85%。

近几年，杭州的艾滋病传播情况也十分严峻。青年学生人群中，感染者上升明显：杭州首例青年学生艾滋病感染者是在2005年发现的，传播方式为男男性接触感染；2007年和2008年发现的青年学生感染人数也逐年增多，均通过性接触途径，其中3/4为同性间性行为传播。截至2013年11月20日，已发现青年学生的感染数为28例，最主要的传播途径是同性间性行为感染(24例)。这是所有性行为传播中最危险的方式。

男男性接触人群应当勇敢地走出"灰色空间"。

在MSM中流行着一首歌——《灰色空间》，据说这是一首只属于这个群体的歌。

MSM如何走出"灰色空间"？

首先，要了解历史。同性恋在我国也有很长的历史。

历史记载同性恋"断袖"的典故：

西汉建平二年，有一天，汉哀帝下朝回宫，看到殿前站着一个人，正在传报时，哀帝随口问："那不是舍人董贤吗？"那人忙叩头道："正是小臣董贤。"董贤是御史董恭的儿子，在汉哀帝刘欣还是太子时曾当过太子舍人。就是这一瞥，哀帝忽然发现，几年不见，董贤越长越俊俏了，比六宫粉黛还要漂亮，他不禁大为喜爱，命他随身侍从，从此对他日益宠爱，同车而乘，同榻而眠。董贤不仅长得像美女，言谈举止也十足像女人，史料记载他"性柔和"、"善为媚"。哀帝对董贤的爱之深，可用一件事来说明。一次午睡，董贤枕着哀帝的袖子睡着了。哀帝想起身，却又不忍惊醒董贤，于是随手拔剑割断了衣袖。

后人将同性恋称为"断袖之癖"，便源于此：

我国MSM群体经过以下四个阶段的变化而显化：

(1) 1949 年新中国成立后，中国同性性活动转入隐秘状态；

(2) 20 世纪 70 年代，同性户外活动场所开始活跃；

(3) 20 世纪 80 年代，同性恋者开始形成群体，同性性活动规模扩大；

(4) 随着艾滋病工作的不断深入，使同性恋及其群体开始显化。

另外，要了解科学：MSM 跨性倾向可能在不少人身上有不同程度的存在。

性倾向是一个人在性方面喜好、欲望与表达的结合。科学界对性倾向生成的具体过程还没有定论，但有几点已为科学家们所公认：

(1) 性倾向是不可选择的；

(2) 性倾向是不可改变的；

(3) 绝大多数人处于 100% 的异性倾向与 100% 的同性倾向这两个极端之间，很少有人处于某一个极端点上，大多数人处于接近两个极端的位置。

据专家估算，我国有同性恋者 3000 万～5000 万人。其中，男同性恋者 2000 万～3000 万人，女同性恋者 1000 万～2000 万人。

明白影响性行为改变的四大因素。

影响性行为改变的四大因素包括安全的性意识、安全的性环境、安全的性工具和安全的性技巧。

使广大市民养成安全性行为的好习惯，这是疾控部门艾滋病干预的目的。安全性行为是指那些既能降低性活动传播疾病的危险，又能够满足性需求的行为，其包括非接触性性行为、非体液交换的性行为、在知情的前提下选择的性行为及在性关系不知情的情况下坚持正确使用安全套和润滑剂。

牢记安全性关系比行为更重要。

安全性关系是指在不知情的情况下，无论对方是谁，都坚持正确使用安全套和润滑剂。重视性关系比强调行为更重要。

疾控专业人员如何与 MSM 交流？

(1) 克服恐同(同性恋)、厌同等心理，保持良好的工作心态；

(2) 在尊重、平等、学习的前提下，努力从交流中获得更多的信息；

(3) 调整"救世主"的心态。

政府部门、专业机构、非政府组织(NGO)在艾滋病干预中应起的作用见下表。

政府部门、专业机构、非政府组织（NGO）在艾滋病干预中应起的作用

方式	政府	专业机构	NGO及目标人群
宣传	制定有利于艾滋病防治的宣传政策	具体实施大众宣传，并提供技术支持	有针对性地深入目标人群进行宣传
干预	通过政策和资源支持	发挥主导作用，并提供技术和资源支持	发挥主体作用
检测/监测	制定有利于检测和监测的政策并提供相应资源	以专业机构为主，具体实施	协助实施
治疗	制定政策	以专业机构为主	协助实施
关怀	制定政策	提供技术支持	更大地发挥作用

167. 为什么说：艾滋病，没有危险的职业，只有危险的行为？

"我就是艾滋病病人，已经感染9年了。"

2010年6月20日晚，在浙江大学紫金港校区举办的一场艾滋病知识讲座中，当主讲者在活动结束前毫不避讳地公开自己身份的时候，现场的200多位大学生给予他的是掌声和理解。在经历了与艾滋病感染者的对话互动后，在场的每一个人都学会了用一颗包容理解的心来对待这些拥有难言之隐的人。当天活动的主讲者、30岁的慕容枫来自河北省，学生时代的一次高危行为导致他感染了艾滋病。2007年3月，他成立了"爱之光"感染者互助社区。2008年11月26日，慕容枫获贝利马丁奖。这是英国慈善家马丁·哥顿创办的"贝利马丁基金会"设立的奖项，用以表彰在中国为艾滋病教育、预防、治疗和关怀作出突出贡献的医务工作者或医疗机构。

"身份游戏"让学生了解谁是高危人群。

活动中，慕容枫先让15位同学做了一个"身份游戏"。每位同学上台分别抽取了写着某一身份的牌子，包括局长、教授、医生、歌星、运动员、卡车司机、家庭主妇、农民工、包工头、学生、吸毒者、男同性恋、女同性恋、性工作者、打工者15个身份。然后，通过自己的判断进行选择，自认为是高危人群的站在左侧，不是高危人群的站在右侧。

同学们的排列顺序从左到右依次为男同性恋、吸毒者、包工头、打工

者、局长、农民、大学生、歌星、女同性恋、性工作者、运动员、卡车司机、医生、教授和家庭主妇。

有同学说："局长不应该排那么前面，因为一般有权有钱的人会更在乎生命，做错事的概率要小些。"还有同学认为，卡车司机一般长得比较憨厚，这么老实的人一般也不太会出去乱搞。也有同学觉得，经过多次教育的性工作者一般会使用安全套，传染的概率应该也比较小……

到底谁才是艾滋病的感染高危人群呢？一番激烈的讨论后，大家得出了结论：其实，无论哪个人群都有感染艾滋病的可能，只有高危行为，没有高危职业，最重要的是人们要了解艾滋病的传播途径，做好自我保护，才能更好地保护自己和他人。

学生群体形势严峻。

杭州市疾病预防控制中心副主任陈树昶告诉记者，自首次发现艾滋病患者以来，艾滋病疫情在全国快速发展和扩散，该疾病已经由高危人群向普通人群进一步蔓延。尤其是近年来，杭州市男性同性恋人群感染HIV的形势异常严峻，在2004—2013年短短10年时间里，该人群的HIV感染率从1.3%上升到了10%左右。

更令人担忧的是，随着社会经济的发展和开放及人们思想的解放，HIV感染已不再局限于高危群体，这颗危险的"种子"早已悄然播散到大学校园。大学生感染人数逐年递增，仅仅在2009年杭州市就检出大学生感染者近20例。至2013年11月20日，杭州市当年新发现的艾滋病感染者已达822例，比前一年同期增长22.7%，其中青年学生占3.4%。传播途径以性接触为主，其中男男同性恋所占的比例又进一步上升，比例为56.2%。同性恋不洁性行为感染者在青年学生中有上升趋势。除了大学生，2009年还在高中生中发现一名艾滋病感染者。

在如此严峻的形势下，公众与部分青年学生依然缺乏相关的艾滋病防治知识，防"艾"意识依然薄弱，对艾滋病患者及高危群体(包括同性恋群体)的歧视依然十分严重。

一堂讲座后的掌声只是个开始。

这次讲座的教育方式很特别，邀请了一位艾滋病感染者做主讲者，让在场的学生通过玩游戏来充分了解艾滋病，并在最后一刻由他本人公布自己其实是一位艾滋病感染者，而学生们给予的是微笑、理解、掌声和拥抱。

试想，大多数人对艾滋病感染者和患者一贯抱有回避、歧视的态度，如果主讲者一开始就表明身份，或许最后并不能得到那么多的掌声。有时候，只有经历过一个亲近的过程，才可能融化坚冰。

但是，一次讲座后的掌声只是个开始。对于艾滋病感染者和患者来说，他们需要的是真正的信任与理解。而现实生活中，他们依旧举步维艰。

168. 艾滋病治疗有何新进展？

多少年来，人们对艾滋病的根治充满了期待，希望有朝一日，艾滋病不治的断言被打破，现在，这一时刻终于出现了！

据媒体报道，2012年7月24日，世界首例艾滋病治愈患者蒂莫西·布朗，在德国召开的第19届世界艾滋病大会上亮相，并向全世界所有的人证实，他的艾滋病确实已被治愈。这名患有艾滋病和白血病双重恶病的患者，在德国经过特殊的骨髓移植后，体内的艾滋病病毒神奇地消失了。

艾滋病被治愈的前前后后。

布朗是一名美国人，他不幸先后患上了白血病和艾滋病。双重恶病，使得他在2007年时病情迅即恶化，几乎已被拉到了"鬼门关"。强烈的生存欲望使他带着万分之一的希望来到德国柏林，向肿瘤病和血液病专家胡特医生求助。胡特医生决定分两步来治疗这位患者：先采用骨髓移植方法为布朗治疗白血病，之后再对他身上的艾滋病病毒进行控制。很快，骨髓配型成功，布朗顺利进行了骨髓移植手术。令胡特医生万万没想到的是，布朗骨髓移植3年后，他体内的艾滋病病毒竟然奇迹般地消失了！

胡特医生坦言，布朗在患有白血病的同时，还患有艾滋病，本以为做完骨髓移植，他依然会离开这个世界，没想到他竟然活了下来。现在，他体内已经没有艾滋病病毒了，再也不用吃药了。

布朗的神奇经历确实大大震惊了整个世界。

专家推测，这是因为捐献者变异的CCR5基因起了关键作用。

就在世人对这一新闻提出高度怀疑时，浙江大学基因学专家祁鸣教授发表了自己的观点，他认为事实是可信的，是捐献者变异的CCR5基因使布朗的免疫系统得以重建，治愈了他的艾滋病。

为了说明这个问题，祁鸣教授阐述了很多依据。人身上有2万多种基因，其中有一种基因叫作CCR5，它只是人体免疫系统细胞表面的一个受体。在一般情况下，这个基因没有起很大作用。然而，有一种情况例外，即有一些特殊人群，他们的CCR5基因发生了变异，缺失了32个核苷酸。

变异后的CCR5基因对艾滋病的治疗和预防发生了翻天覆地的变化。它能包裹在人体免疫细胞外面，像一个守门神，专门阻止作恶的艾滋病病毒进入患者的免疫细胞内。正是由于捐献者的骨髓中带有这种神奇的基因，促使布朗的免疫系统得到重建，并清除了艾滋病病毒。

从理论上讲，这种骨髓移植或能治愈艾滋病。

专家指出，通过具有这种基因的骨髓移植，该基因就会在患者体内自动生成。但是，大规模的治疗与预防在现阶段还处于理论阶段。为什么呢？因为，这位患者的成功治愈建立在特殊的情况下：①患者与骨髓提供者（即受供双方）的骨髓配型须相吻合，才能够移植；②最关键的是捐献者所捐献的骨髓中又恰好存在这种神奇变异的CCR5基因，通过骨髓移植，才能传递给艾滋病患者，使其在患者体内发挥神奇的治疗作用。换句话说，只有在前两点同时存在的情况下，艾滋病才有可能通过骨髓移植的方法被治愈。

目前，艾滋病抗病毒药物治疗有什么变化？

专家指出，以上这项发现是振奋人心的，但是困难依然重重。在布朗出现奇迹后，世界各地的科学家都试图从CCR5基因中人工分离出变异基因。遗憾的是，人工分离得到的变异基因并不稳定，无法正常导入人体内。

专家认为，骨髓移植治愈艾滋病已有成功案例，但这样的例子很难复制。首先，骨髓能配型成功已是万幸。而捐献者必须拥有变异基因，这样的概率更是微乎其微。因此，有专家认为，目前艾滋病仍以抗病毒药物治疗为主。

链接：变异后的CCR5基因。

该基因能对艾滋病病毒产生抗体，是2000年被发现的。这种神奇的基因，最早在欧洲某些海岛上的性工作者身上被发现。后来，通过大规模的搜索性调查发现，这种变异基因只存在于20%西欧人和10%北欧人的身体中，包括我国在内的其他地区都非常罕见。

169. 如何使用艾滋病治疗新药"特鲁瓦达"？

2012年7月16日，美国食品药品监督管理局首次批准一款名为"特鲁瓦达"（Truvada）的药物进入艾滋病治疗用药的市场。该药获准入，是因为它可以帮助高危人群降低感染艾滋病的风险。不少人以为普通人群也可以使用该新药。浙江大学艾滋病临床治疗专家朱彪认为，对"特鲁瓦达"的使用要有两方面的正确认识：

(1)只适用于艾滋病病毒感染者。专家指出，新药"特鲁瓦达"的成分只是将两种抗病毒药物合二为一，它只是一种药性较强的抗病毒药物，适用人群不是普通人群。

(2)只适用于紧急情况时的防御。通俗地讲，服用"特鲁瓦达"就好比服用紧急避孕药。因为事先没有安全措施，发生了性行为，又不想受孕，就服紧急避孕药。服用"特鲁瓦达"新药的意图与此类同。没有安全措施，发生高度危险的性关系，或正常人群与艾滋病病毒携带者有过开放性接触后，在这种紧急情况下，为避免发生艾滋病病毒感染，才服用"特鲁瓦达"，起预防效果，是万不得已而为之，也就是退到了预防艾滋病的最后一道防线。而且必须在72小时内吃药才有效，预计免疫率在80%左右。这种新药价格十分昂贵，每天的费用支出为39美元(折合人民币240多元)左右。

专家再次强调，广大城乡居民，千万别以为吃了"特鲁瓦达"就能与艾滋病绝缘，就可以为所欲为。"特鲁瓦达"有个致命的缺点，即长期服用会导致滥服者肾脏损伤、骨质疏松等，更有甚者，以后万一感染艾滋病病毒，也会由于之前服用"特鲁瓦达"不当，使人体产生耐药反应，导致发病后无药可医。

170. 如何让吸毒者回归正常人生路？

静脉吸毒混用针具，是艾滋病、乙肝、丙肝患病率急骤上升的原因之一。在杭州市、区公安、药监和社区各部门的密切、有序配合下，杭州市疾控中心预防保健门诊部以美沙酮门诊为平台，以社区为基础，以家庭为依托开展了综合干预模式的医疗活动——美沙酮社区替代维持疗法，使参加这一疗法的海洛因吸毒成瘾者抵制吸毒、摆脱毒瘾，过上了正常人的生活。

杭州这一美沙酮诊所创建于2005年6月26日，至今已达10年了。10年来，取得了以下六个方面的显著成效。

开设7个服药点。登记入组在治人数显著增加。目前，除美沙酮诊所外，上城区、拱墅区、西湖区、江干区、富阳市以及湖州市又增设了6个固定服药分点。入组人数从最初建时的10人增加到现在的数百人，维持率达84%左右，在全国名列前茅。

有部分人真正戒除了毒瘾。用美沙酮替代静脉吸毒，有效地干预吸食行为，显著减轻了吸毒人员对毒品的依赖，避免了戒断症状的发生。最近一项调查发现，有部分吸毒人员已彻底地戒除了毒瘾。

外形秀丽的王女士兴奋地告诉前来视察的浙江省委副书记、政法委书记王辉忠，她已经彻底摆脱了毒品。她从2005年第一批申请美沙酮药物维持治疗后，已在2009年停服了美沙酮替代药，实现了真正意义上的"脱毒"。

杭州的经验说明，只要坚持不懈地服用美沙酮药液，科学实行社区维持替代疗法，是完全有可能彻底解除毒瘾的。这在戒毒史上具有重要意义。

艾滋病、丙肝等伴随疾病得到了有效控制。 近几年的监测结果显示，这些在治人员中，每年丙肝新增人数控制在5%以内，没有发现在治人员有新感染艾滋病病毒的现象。

吸毒人员犯罪行为及社会危害行为得到了有效遏制。 吸毒需要巨额钱财，为了搞到钱，吸毒者可以不惜一切手段。现在每天只需花费10元钱就能服饮美沙酮药液摆脱毒瘾（海洛因毒品），新犯罪率大大降低了。5年来，仅有28名是因违法犯罪被抓而脱失的，只占入组人员的3.7%。

重新回归正常人生路。 最显著的变化是吸食者的家庭、社会功能逐步恢复，他们的道德意识明显提高了。近5年来，入组美沙酮治疗的人中，有27%的人重新找到了工作和恢复了正常人生活的乐趣，并有27人成婚，21人生子。更多的人又开始重新走上了工作岗位，一位患者激动地说，他接受美沙酮维持治疗后恢复了社会能力，又重新当上了出租车司机。尤其是不少患者的尊严感上升了，希望被社会表扬和奖励。他们参加社会公益活动和知识竞赛的积极性明显增高。

让更多的吸毒者加入到美沙酮治疗中来。据了解，目前浙江省登记在册的毒品吸食者有10万人。如有一半人加入美沙酮替代疗法，毒品市场就会大大萎缩。为了让更多的毒品吸食者加入安全的美沙酮替代疗法中来，该门诊部采取了多种奖励措施，如在有关部门支持下简化入组手续等。

为了鼓励患者坚持服药，每年在禁毒月都要评出一些表现较好的患者，给予奖励和减免药费：对拾金不昧的，带动同伴教育的，积极参加社会活动的，参加市级运动会游泳比赛获奖者，坚持3年以上服药人员，多次分别给予减免药费1个月、3个月、半年等不同的奖励。

在上城区，这一奖励措施更加优化：凡美沙酮治疗人员坚持服药3个月的，每月奖励100元；坚持服药半年的，每月奖励200元；坚持服药1年的，每月奖励300元。现每天服药费用为10元，所以每年坚持服药等于免费，所需费用全部由政府承担。

171. 温泉鱼疗会不会传播乙肝和艾滋病？

一条微博引起广大市民关注。

不久前，互联网上有一条微博称，温泉鱼疗或将传播肝炎（乙肝）、艾滋病等多种传染病病毒，引发众多网友的质疑和担忧。我们在网上看到，此条题为"温泉鱼疗潜伏杀手"的微博已被转发200多次。文中共阐述了三种观点。其中，大家最关心的是"艾滋病病毒或通过小鱼传播"和"肝炎病毒或从体液排出"。这是不是真的？真有这么严重吗？杭州市疾控中心有关专家明确表示，这种可能性几乎不存在，网友们不必担心。

温泉鱼疗的实质是什么？

对于大多数人来说，温泉鱼疗确实是一件很新鲜、很猎奇的事。杭州市疾控中心艾滋病性病防治所和免疫预防所李西婷介绍说，所谓的鱼疗，就是人进入43℃左右的温泉水中，让能忍受高温的小鱼来按摩和咬咬人的死皮，这种新开发的服务项目是不会传播艾滋病的。

温泉鱼疗不会传播艾滋病和乙肝。

专家指出，艾滋病的传播方式主要有三种途径：血液、性接触和母婴垂直传播。艾滋病病毒离开人体后的存活能力很弱，在很短时间内就会死亡。作为温泉鱼疗的小鱼，只是轻微地按摩人体或咬咬人的死皮，并不接触到人的血液等体液（如精液等），这些小鱼就是接触了再多的人，也不会有传播艾滋病的危险。

至于温泉鱼疗会不会传播乙型病毒性肝炎（乙肝），该中心免疫预防所的杜渐副主任医师明确指出这种情况也是不会发生的。因为乙肝的传播途径与艾滋病相类似，也是通过性接触、输血及血制品和母婴传播，还包括一些生活上的密切接触，如共用牙刷、剃须刀、不洁的牙科器械与注射器等。

专家坦诚地说，乙肝病毒（HBV）对外界抵抗力很强。如HBsAg（乙肝表面抗原）经过60℃10小时处理不会降低其抗原性；加热至100℃5分钟，可降低其抗原性；对75%酒精耐受，但对消毒剂戊二醛、过氧乙酸和环氧乙烷等化学试剂较敏感。乙肝病毒虽不会被温泉矿物质破坏，但在温泉中传播的可能性几乎不存在。

另外，专家指出，即使如臭虫、蚊子与跳蚤等吸血类的昆虫在患者与健康人之间先后叮咬，至今仍未发现有传播乙肝与艾滋病的报道，更不要说是小鱼按摩性的咬人死皮这样极轻微的举动。

温泉鱼疗也应注意公共卫生。

专家最后指出，温泉鱼疗与游泳池、公共浴室等公共场所服务一样，也应注重公共卫生的质量（水质的消毒、公用品的消毒等），以防止皮肤病和红眼病的发生。

172. 传统性病与艾滋病有什么不一样？

世界上第一例艾滋病是在1981年6月5日发现的，美国第一次记载了罹患此病的5位患者。1982年，这种疾病被正式命名为"爱滋病"，即现在所称的艾滋病。虽然，艾滋病也是性病，但它与传统的性病如梅毒、淋病、非淋菌性尿道炎（非淋）和尖锐湿疣等，还是有所区别的。

传统性病是个"大家庭"，由一组以性行为为主要传播途径的性传染病组成。其在世界范围内广泛流行，对人类健康的危害性很大，对家庭和社会构成了严重威胁。性病的发生、传播由社会因素所决定，只要社会上存在卖淫、嫖娼、不洁性交等丑恶现象，就会引起性病的传播与蔓延。常见的性病有梅毒、淋病、非淋菌性尿道炎、尖锐湿疣等。它们的传播、扩散与蔓延都与不洁性交有关。

相同处，都会在性器官出现皮损。

性病发生后，相同之处是患者的生殖器官都会出现各种各样的损伤性病灶。

梅毒：生殖器官会产生硬下疳。

淋病：男性表现为淋菌性尿道炎，尿道口红肿，尿道有脓性分泌物，尿痛，排尿困难；女性则有尿频、尿痛及排尿烧灼感，尿道口红肿，有少量脓性分泌物，子宫颈感染，阴道排出物增加，检查可见宫颈红肿、易出血及分泌物，有触痛及性交痛，偶见腰痛及下腹痛。

非淋菌性尿道炎：男性表现为尿道不适、发痒、烧灼感或刺痛，尿道红肿，尿道分泌物多为稀薄浆液状，晨起有"糊口"现象；女性表现为宫颈炎症、糜烂及分泌物增多。

尖锐湿疣：男性和女性的生殖器官上会出现颗粒状、线状、重叠状、乳头瘤状、鸡冠状、菜花状、蕈状等不同形态的皮损疣子。

不同处，各自症状不一样。

梅毒是由苍白螺旋体引起的，几乎可以侵犯全身各组织和器官。早期梅毒的传染性强，主要侵犯皮肤及黏膜；晚期梅毒还可以侵犯中枢神经系统、心血管系统和骨骼系统，引起组织和器官破坏、功能丧失，导致患者残疾或死亡。有些晚期患者，烂掉了鼻子，脸上鼻子部位只剩一个可怕的洞，这是梅毒在外表最明显的损害。

淋病是由淋病奈瑟菌(简称淋球菌)引起的常见性病之一。感染淋病之后，患者发生泌尿生殖系统的损害，表现为尿道炎、宫颈炎(女)、附睾炎(男)及盆腔炎等并发症。

非淋菌性尿道炎，处理不当或治疗不及时，男性可引发急性附睾炎、前列腺炎、结肠炎、咽炎，女性可发生宫颈炎、宫颈糜烂、前庭大腺炎、阴道炎、输卵管炎、盆腔炎、异位妊娠及不育等。如感染新生儿，则可发生肺炎。其中，半数患儿有眼结膜炎。

尖锐湿疣发生在外生殖器、肛门以及包皮系带、会阴、阴蒂、宫颈、阴道等处，在尿道口、尿道、直肠、口腔、乳头、脐窝、腹股沟以及趾间、膀胱、输尿管部位亦可蔓延生长，使这些组织的功能受累，并发生疼痛、不适和出血等症状。

梅毒可导致下一代发病。梅毒虽主要通过性接触传染，但少数可以因输入患者血液或与患者密切接触而传染，梅毒孕妇患者的梅毒螺旋体可通过胎盘传染给胎儿而使下一代产生胎传梅毒。

淋病可造成女性不孕。造成淋病的淋球菌只能寄生在人体上，人类是它唯一的自然宿主。人类可以通过不洁性接触等方式传播它。淋病患者主要是年轻的成人，除身心健康受到损害外，生产劳动也会大受影响，特别是女性还会因并发症而造成不育、宫外孕等严重后果。

173. 夫妻一方患上了梅毒，另一方该怎么办？

一名中年司机患上了梅毒。

一名中年长途货运司机，因长年在外运输，性生活上耐不住寂寞，经常在夜间吃饭住宿的路边小店找应召女郎。回家后，怕妻子怀疑，又照常与妻子同房。不久前，他因小手术在医院做常规检查，医生发现他的血清有问题，其含有极高的梅毒螺旋体，进一步检查表明他患上了梅毒。

梅毒是怎样传染的？

不正当的性行为是传播梅毒的重要途径之一(还有输入感染梅毒的血

液或血制品和母婴传播途径——患有梅毒的孕妇在妊娠4个月后还会通过血液循环经胎盘传染给胎儿）。性交时，梅毒螺旋体通过性器官（包括同性恋的肛交）的黏膜及皮肤侵入对方身体，产生形似杨梅的皮损，俗称"杨梅疮"。梅毒还可通过性接触以外的线路（如接吻、哺乳等）传播给对方。此外，与梅毒患者一起生活的密切接触者，如使用患者使用过的衣被、毛巾、浴盆、剃刀等日用品也可间接传染梅毒。一般说来，未经治疗的患者，在感染后第一年传染性最强。

早不治会错失良机。

专家指出，梅毒可防可治，不必过分紧张。只要早发现、早隔离、早期接受治疗（用青霉素，对于青霉素过敏者可改用阿奇霉素、红霉素等口服治疗），是完全可以康复的。专家强调指出，治疗期间，配偶或性伴侣也应配合检查，接受必要的治疗；治愈后应定期复查，跟踪观察2年，以确定是否治愈。

性伴侣双方都必须接受检查。

专家提醒，只要发生过不洁性行为，就有可能感染和引发性病。因此，在无保护的不洁性行为后，身体出现不适或可疑症状，或怀疑自己得了性病，都要大胆地到正规医院接受检查和治疗。一旦感染上了性病，就要勇敢地、负责任地动员配偶或性伴侣一起接受治疗，如实告诉医生可能患梅毒的原因。同时，千万不要因怕别人知道自己的隐私而轻信街头医疗广告，在地下诊所就诊，这是十分危险的。

无数的医疗实践证明，梅毒治疗得越早、越彻底，对身体康复越有利。据研究，早期梅毒经过正规足量治疗后，有95%以上可以治愈。

最后，还须强调，已经治愈的梅毒患者，仍有可能因不洁性交再次感染。所以梅毒患者在患病期间要严禁房事，患病2年以上者也应该尽量避免性生活，必要时使用安全套。如果患者未婚，则必须在痊愈后再结婚。

174. 如何有效预防和控制性病？

专家指出，传统性病与艾滋病的预防和控制方法相类似，一般有以下四大对策。

（1）洁身自爱。提倡洁身自爱、不搞性乱，养成良好的性道德观，推广使用安全套。

(2)正规治疗。发现身体不适，及时到正规医疗机构治疗，同时动员配偶或性伴侣也一同做检查，以防止性病像"打乒乓球式"地来回传染，同时也是对配偶或性伴侣的健康负责。

(3)正确使用安全套。查看安全套有效期和质量；在性接触前就套上安全套；射精后应在阴茎疲软前摘下，避免精液流出；用后将套打结、丢弃，每个只能使用一次。

(4)患病后要注意各个细节。若得了性病，除及时到正规医疗机构性病皮肤病门诊就诊、遵从医嘱、按时足量治疗外，还应该注意下列事项：

①患者不必过于担心和焦虑，避免将注意力过度集中在自己的疾病上，应保持良好的情绪来克服病痛。

②治疗期间，要注意休息，避免剧烈运动和疲劳；在饮食上，应禁酒，不吃辛辣食物，多饮水。

③避免性接触对疾病的恢复是有好处的；家庭中做好必要的隔离，生活用品(如浴巾、脸盆、浴缸、便器等)分开使用，或使用后消毒。

④特别要注意的是，患病的母亲不要与自己的孩子尤其是女孩同床睡觉，或用同一浴盆洗澡，或同用毛巾，以防止间接传染。为预防新生儿淋菌性眼结膜炎，应及早治疗感染性病的孕妇。

⑤已感染性病的妇女所生的新生儿出生后1小时内用0.5%红霉素眼药膏或1%硝酸银眼药水点眼一次。

175. 梅毒就医有何好建议？

梅毒就医有如下建议：

(1)确诊后，必须遵循治疗早、剂量足、疗程规则和疗后充分随访的原则。传染源和配偶或性伴侣接受诊断和治疗，治疗前和治疗期间禁止性交。

(2)特异治疗。早期梅毒用苄星青霉素或普鲁卡因青霉素。如青霉素过敏，应做青霉素脱敏后再治疗。另外，对这些患者做脑脊液检查和随访是十分重要的。梅毒治疗时，需预防发生吉海氏反应。

176. 淋病就医有何好建议？

淋病就医有如下建议：

(1)应遵循及时、足量、规则用药的原则，根据不同病情采用相应的治疗方案。

(2)治疗药物应根据各地药源及淋球菌对抗生素的敏感情况，参考国家标准推荐的治疗方案进行选择。

(3)配偶或性伴侣如有感染，应同时接受治疗。

(4)为预防同时存在的沙眼衣原体感染，用上述药物治疗后，可继续按非淋菌性尿道炎(宫颈炎)治疗。

判断痊愈标准为治疗结束后2周内，在无性接触的情况下达到以下状况：

(1)症状和体征全部消失；

(2)治疗结束后4～8天内从患病部位取材做涂片和培养，结果均为阴性。

第十章 人与动物共患传染病预防方法

177. 狂犬病防控知识知多少？

狂犬病是一种什么样的传染病？

狂犬病是一种由狂犬病病毒引起的急性传染病。人、兽都可以感染，又称恐水病、疯狗病等。狂犬病病毒主要在动物间传播。该病主要通过动物咬人时牙齿上所带唾液中的狂犬病病毒侵入人体而感染。发病过程一般是由已感染（或发病）的动物（狗、猫、狼、狐狸及蝙蝠）咬伤或抓伤人体皮肤后，使狂犬病病毒从破损的皮肤处入侵到局部肌肉层，该病毒在此繁衍增殖后，再沿神经到达人的大脑中枢神经系统而发病。

一旦发病，几乎百分之百死亡。

狂犬病表现为急性、进行性、几乎不可逆转的脑脊髓炎。特有表现为恐水、怕风、恐惧、兴奋、咽肌痉挛、流涎、进行性瘫痪，最后因呼吸、循环衰竭而死亡。狂犬病一旦发病，其进展速度很快，病程多数在3~5天，很少有超过10天的，病死率几乎为100%。

狂犬病的主要临床症状是什么？

典型的狂躁型狂犬病发病经过分为三期：

（1）前驱期：发病多以低热、头痛、倦怠、恶心、恐惧不安等开始，继而对声、光、风等刺激敏感而有喉部发紧感觉；已愈合的伤口、伤口附近及其神经通路上有麻木、痒痛等异常感觉，四肢有蚁走感。前驱期一般持续2~4天。

（2）兴奋期：又称狂躁期，患者渐进入高度兴奋状态。突出表现为极度恐惧、恐水、怕风、发作性咽肌痉挛、呼吸困难等；交感神经功能渐呈亢进，出现大汗、心率加快、体温升高、血压升高、唾液分泌增加；患者的神志大多清晰，但部分患者可出现精神失常、谵妄等。兴奋期一般持续1~3天。

（3）瘫痪期：患者渐趋安静，痉挛发作停止而出现各种瘫痪，尤以肢体弛缓性瘫痪最为多见；可迅速因呼吸和循环衰竭而死亡。瘫痪期一般持续6~18小时。

178. 狂犬病发病与哪些因素有关？

狂犬病发病与否与致伤动物带毒情况、咬伤部位、创伤程度、伤口处理情况、衣着厚薄、暴露后疫苗接种以及自身抵抗力等因素有关。

狂犬病潜伏期有多长？

狂犬病潜伏期长短不一，多数病例的潜伏期集中在20~90天，绝大部分病例的潜伏期在1年以内，短于15天或超过1年以上者均少见。对于十几年甚至几十年以后发病的报道尚缺乏科学依据。

被哪些动物咬伤可能得狂犬病？

各种温血哺乳类的家畜及野生动物均有可能携带狂犬病病毒，常见的有狗、猫、鼠、鼬獾、兔、狼、蝙蝠、浣熊、猴、牛及猪等动物，被它们咬伤、抓伤后不及时进行医学处理，有可能得狂犬病。

人是通过哪些途径感染狂犬病病毒的？

人感染狂犬病病毒的途径多种多样，主要有以下两种：

（1）被带毒动物咬伤、抓伤或舐舔黏膜，病毒通过伤口或黏膜感染。

（2）宰杀带毒动物、剥带毒动物皮、接触被带毒动物污染的物品时，病毒通过破损的皮肤或黏膜感染。

被人咬伤不会得狂犬病。

人与人的接触一般不会传染狂犬病，理论上只有发了病的狂犬病患者咬了健康人，才有可能得狂犬病。发了病的狂犬病患者或发病前几天的人也有可能通过性交途径把狂犬病病毒传染给对方。狂犬病患者污染了用具，他人再通过被污染的用具受到感染的可能性很小。但狂犬病患者的器官、组织移植给健康人则有极高的传染危险性。

179. 被可疑动物致伤后该如何处理？

处理步骤之一：立即处理伤口。

立即用20%肥皂水或清水（自来水）反复冲洗伤口，然后用2%～3%碘酒或75%酒精消毒数次，伤口一般不宜包扎或缝合（除大伤口及特殊部位以外）。

处理步骤之二：尽快注射狂犬病疫苗。

一般伤者按暴露后（即被动物致伤后）接种程序于0、3、7、14、28天（即当天、3天后、7天后、14天后和28天后）各注射狂犬病疫苗1剂，共5针，儿童用量相同。

处理之三：严重者同时注射免疫球蛋白。

伤口较深、污染严重者除上述方法注射狂犬病疫苗外，应于当天注射疫苗的同时使用狂犬病人免疫球蛋白或抗狂犬病血清，还应酌情进行抗破伤风处理和使用抗生素，以控制其他病原微生物感染。

超过24小时接种也有效。

狂犬病疫苗注射，原则上是接种越早效果越好。如果超过了24小时，完全可以按常规注射疫苗，只要在疫苗生效前（也就是疫苗刺激机体产生足够的免疫力之前），人还没有发病，疫苗就可以发挥作用。对暴露已数日数月而因种种原因一直未接种狂犬病疫苗的人，只要能得到疫苗，也应与刚暴露者一样尽快给予补注射，争取抢在发病之前让疫苗起作用。

180. 如何预防宠物传播疾病？

现在，饲养宠物的家庭越来越多，很多宠物能与人和谐相处，对人的益处也很多。如对长年孤独、子女很少见面的老人来说，宠物可以很好地消除他（她）们的寂寞；对年幼的孩子或正在上学的学生来说，与宠物相处可以很好地认识动物，学到动物界的许多相关知识，对正确认识社会好处多多。但必须指出的是，与宠物接触也有不利的一面，由于宠物身上带有很多对人类不利的致病微生物，所以与宠物不设防的接触会给人带来疾病，尤其对缺乏防范的幼小儿童造成的危险更是显而易见。因此，饲养宠物应当做好有效的防范措施。饲养宠物的家庭以及经常与宠物有接触的孩子和家长，更要绷紧一根弦。

注重宠物健康的措施。

(1)宠物的来源要可靠。根据宠物医生的意见，选购宠物应保证宠物的来源可靠。从我们掌握的情况看，有些宠物贩子售卖的宠物本来就是有病的，或已经带上致病病原体，买回这样的宠物就很危险。

(2)定期请宠物医生检查宠物的健康状况。如果是狗、猫之类的哺乳类温血动物，最好在购买之时，同时注射畜用狂犬病疫苗。

(3)外出遛宠物，周边如有不知底细的动物，就不要让自己的宠物与之接触。如果贸然接触，就有可能使自己的宠物染上疾病，从而影响家人和自己的健康。

注重自身健康的措施。

(1)有病者不要养宠物。宠物虽好，但身体虚弱、免疫力低下的人养宠物要冒一定的风险，更容易从宠物身上染上疾病。家有哮喘等过敏体质的孩子，最好不要养有皮毛的宠物(如狗、猫等)，也不宜接触邻居家有皮毛的宠物。可向医生咨询选择哪种宠物较有利于健康。

(2)勤洗手，注意卫生。要养成卫生习惯，凡触摸过宠物，回家后一定要记得洗干净双手。不要让宠物随处大小便，破坏环境卫生。

被咬或抓伤后的应急处理。

(1)训练狗、猫等宠物不能咬人。能做到这一点十分重要，大部分宠物都会通过咬、抓或直接接触来传播疾病。

(2)被宠物致伤后要学会三步处理。被狗、猫等宠物咬伤或抓伤，先用肥皂和水冲洗伤口，然后尽快到医院、防疫部门询问医生是否需要注射狂犬病疫苗，需要时则对伤口做进一步的防感染处理。

被宠物致伤的皮肤伤口不能用创可贴或纱布等包扎，以避免细菌、病毒在其中繁殖而导致发生严重情况。

几个急需交代的注意事项。

(1)与某些宠物接触后，一定要洗手。宠物龟、蜥蜴、蛇的身上常带有沙门菌，此菌可引起肠道传染病。无论是大人或小孩，触摸过这些宠物都需洗干净双手。

(2)有幼小儿童的家庭不宜养狗。狗在什么时候会咬人，谁也不能确定。狗对于幼小儿童，不是当作人，而是当作比它弱的同类处理。狗一旦咬人，对幼小儿童是十分危险的。因此，有幼小儿童的家庭不要养狗。如果一定要养，应经过慎重选择，最好由有经验的饲养者做过检查。

(3)两类宠物不适合幼儿饲养。未经检疫的从国外进口的动物与野生动物，都不能给幼儿当宠物。

(4)不要让宠物舔舐孩子的敏感部位。如大人要保护好孩子的口、鼻、肛门这些敏感部位，不要让狗、猫等宠物舔，这种方式很容易将狂犬病病毒传染给孩子。

(5)鹦鹉、八哥等鸟类最好避免与其他禽类接触。饲养鹦鹉、八哥等鸟类最好远离其他禽类，因为禽类的一些疾病如鹦鹉热，会互相传染，并传染给人，还有些禽类病毒人感染后会出现结膜炎或类似流感症状。

181. 注射狂犬病疫苗要注意哪些问题？

注射狂犬病疫苗要注意以下问题：

(1)注射疫苗期间应注意休息，避免剧烈活动，忌酒、浓茶等刺激性食物。

(2)在注射部位可能会有疼痛、发红和肿胀等轻微反应，一般可自行缓解。若有过敏反应及其他不适者，应及时去医院治疗。

(3)疫苗应按规定日期当天注射，一般不宜提早或推迟。

狂犬病疫苗有效保护时间有多长？

在正规(全程、按时、足量、效价标准)接种狂犬病疫苗后的半年以内再次被动物致伤一般不需再注射狂犬病疫苗；半年到一年内再次被动物致伤，应于当天和第3天各接种一剂狂犬病疫苗；在1~3年内再次被动物致伤，应于当天、3天后和7天后各接种一剂狂犬病疫苗；超过3年者应重新接种全程狂犬病疫苗。

再次致伤后如何处理，建议最好咨询医生后再决定。

孕妇打了狂犬病疫苗，胎儿一般不受影响。

由于狂犬病是致死性疾病，任何情况下都应该注射狂犬病疫苗。另外，目前的药物药理学和药物毒理学的研究资料显示，能导致胎儿畸形、致突变的药物大约有120多种，但狂犬病疫苗的所有成分均无此120多种药物。所以，使用狂犬病疫苗一般不会影响胎儿。

狂犬病疫苗存放需注意什么？

狂犬病疫苗应存放于2~8℃的环境下，即一般日常所用冰箱的冷藏室；不能存放于冷冻室，疫苗一旦冰冻不能再使用。

182. 预防狂犬病，就医有何好建议？

预防狂犬病的治疗应在被咬伤（抓伤）后发病前立即开始。

建议之一：被狗、猫咬伤后的伤口处理。

狂犬病暴露后预防处置的措施包括伤口处理、接种狂犬病疫苗和注射被动免疫制剂。人被狗、猫等宿主动物咬伤、抓伤后，凡不能确定伤人动物为健康动物的，均应立即进行受伤部位的彻底清洗和消毒处理。局部伤口处理越早越好，就诊时如伤口已结痂或愈合，则不主张进行伤口处理。伤口处理包括彻底冲洗和消毒处理。彻底冲洗伤口和消毒可大大降低暴露者感染的风险。

彻底冲洗：用肥皂水或清水彻底冲洗伤口至少15分钟。具体操作步骤为：

（1）首先使用一定压力的流动清水（自来水）冲洗伤口。

（2）用20%的肥皂水或其他弱碱性清洁剂清洗伤口。

（3）重复上述两步至少15分钟。

（4）用生理盐水（也可用清水代替）将伤口洗净，然后用无菌脱脂棉将伤口处残留液吸尽，避免在伤口处有残留的肥皂水；较深伤口冲洗时，用注射器或高压脉冲器械伸入伤口深部进行灌注清洗，做到全面、彻底。

消毒处理：彻底冲洗后用2%～3%碘酒或75%酒精涂擦伤口。如果伤口碎烂组织较多，应首先清除创口内碎烂组织，之后进行消毒处理。如清洗或消毒时疼痛剧烈，可给予局部麻醉。

建议之二：冲洗和消毒后的伤口处理。

（1）只要未伤及大血管，尽量不要缝合，也不应包扎。伤口缝合不便于引流，且有可能将病毒引入伤口深部，增大狂犬病病毒感染的风险。

（2）伤口较大或面部重伤影响面容时，确需缝合的，在做完清创消毒后，应先用动物源性抗血清或人源免疫球蛋白做伤口周围的浸润注射，使抗体浸润到组织中以中和病毒，数小时后（不少于2小时）再行缝合和包扎。伤口深而大者应放置引流条，以利于伤口污染物及分泌物的排出。伤口较大时，为避免继发感染，可用透气性敷料覆盖创面。如果必须缝合，也应是松散和稀疏的，以便于继续引流。如果就诊时伤口已缝合，原则上不主张拆除。若缝合前未浸润注射被动免疫制剂，则仍应在伤口周围浸润注射被动免疫制剂。

(3)伤口较深、污染严重者应酌情进行抗破伤风处理和使用抗生素，以控制其他病原微生物感染。

(4)局部使用高价抗狂犬病病毒免疫血清，最好应用人免疫血清，剂量为每千克体重肌注20~40国际单位。如应用马抗狂犬病病毒免疫血清，则注射剂量为每千克体重40国际单位，其中一半应注射于伤口周围。

建议之三：应尽快开始疫苗的全程注射。

暴露后疫苗接种无禁忌证，可适用于孕妇、产妇、新生儿等。

发病后应急送传染病医院进行监护处理。

183. 流行性出血热危害大吗？

流行性出血热，又称肾综合征出血热，是由流行性出血热病毒(汉坦病毒)引起的自然疫源性疾病，流行广、病情危急、病死率高、危害极大。

老鼠是"罪魁祸首"。

据国内外不完全统计，有66种脊椎动物自然感染流行性出血热病毒。我国已发现有53种动物携带流行性出血热病毒。但主要传染源还是三种老鼠，如黑线姬鼠、大林姬鼠和褐家鼠，因此民间又称它为"老鼠病"。在国内，农村的主要传染源是黑线姬鼠和褐家鼠，城市的主要传染源是褐家鼠，实验动物室的主要传染源是大白鼠。此外，黄胸鼠、小家鼠、巢鼠、普通田鼠等也可以成为流行性出血热的传染源。

危害很大，仅次于病毒性肝炎。

本病传播几乎遍及世界各大洲。在我国已有半个世纪的流行史，全国除青海和台湾外均发生过疫情。本病欧亚大陆20多个国家都有发现，每年约造成6万~10万个病例，其中多数发生在我国，已成为除病毒性肝炎外危害最大的一种病毒性疾病。

发病特点错综复杂。

如果典型发病，则有三大特征：发热、出血和肾脏损害。发病整个病程要经过发热期、低血压(休克)期、少尿期、多尿期和恢复期5期。

发热期有"三痛"症状。

患者处于发热期时有全身中毒症状：全身酸痛、头痛和腰痛。少数患者出现头痛、腰痛和眼眶痛，一般称为"三痛"。头痛是由于脑血管扩张充血；腰痛与肾周围组织充血、水肿以及腹膜水肿有关；眼眶痛是由眼周围组织水肿引起的。

患者可出现酒醉貌。

发热期的患者毛细血管受到损害，主要表现是充血、出血和渗出水肿征。皮肤充血主要见于颜面、颈、胸等部位，出现潮红，重者呈酒醉貌。黏膜充血见于眼结膜、口腔软腭和咽部。皮肤出血多见于腋下和胸背部，常呈搔抓样或条索状。

184. 流行性出血热如何预防与控制？

流行性出血热有以下五条传播线路：

(1)呼吸道：含出血热病毒的鼠排泄物污染尘埃后，形成气溶胶颗粒，经人的呼吸道吸入而引起感染。

(2)消化道：进食被含出血热病毒的鼠排泄物污染的食物、水，经口腔黏膜及胃肠道黏膜感染。

(3)接触传播：被鼠咬伤后，鼠类排泄物、分泌物直接与破损的皮肤、黏膜接触。

(4)母婴传播：孕妇患病后可经胎盘感染胎儿。

(5)虫媒传播：有专家认为，寄生于鼠类身上的革螨或恙螨具有传播作用。

本病以男性青壮年农民和工人发病居多，其他人群亦可发病。发病的多少与接触传染源的机会多少有关。

七大对策可以预防流行性出血热。

(1)加强健康教育。包括加强组织领导和进行广泛的宣传教育。

(2)大力灭鼠防鼠。在整治环境卫生、清除鼠类栖息活动场所的基础上，开展以药物灭杀为主的灭鼠措施，一般在流行高峰前半个月进行。

(3)接种疫苗。对高发疫区的青壮年，特别是高危人群(10岁以上)，应在流行前1个月内完成全程注射，于次年加强注射一针。

(4)加强个人防护，防止接触传染。主要措施有：整治环境卫生，投放毒饵，堵塞鼠洞，防止野鼠进家；保存好粮食及食物，避免与鼠类及其排泄物(尿、粪)或分泌物(唾液)接触；野营、工地应搭高铺，不宜睡地铺或离地面距离较近的下铺；饮用水应煮沸，剩菜剩饭应加热，不吃生冷食物，特别是鼠类污染过的食物、水和饮料等；避免皮肤黏膜破损，如有破损，应用碘酒消毒处理；在清理脏乱杂物和废弃物（如稻草、玉米秸秆等）时，要戴口罩、帽子和手套等。

（5）患者尽快明确诊断。做好疫情报告，积极治疗患者，抓紧抗休克和预防大出血及肾衰竭的治疗；保证有一个安静、整洁、卫生（消毒）的休养环境。

（6）严密观察接触者。家有接触者及其直接接触污染环境的，必须对"危险环境"进行整治（清理和消毒），严密观察接触者是否发生疾病。

（7）流行期严格落实各项措施。做好患者抢救，减少发病，控制流行。向公众进行卫生宣传教育，注意卫生和防护；在整治环境卫生的基础上灭鼠防鼠；家里和医院要加强消毒；对野外作业（如水利等）工地更要严格管理（灭鼠防鼠及环境和个人卫生），避免疫情暴发流行。

185. 流行性出血热就医有何好建议？

抓好"三早一就"（早发现、早休息、早治疗、就近治疗）措施及发热期治疗。通过综合性抢救治疗措施，预防和控制低血压休克、肾衰竭、大出血（"三关"），做好抢救治疗中的护理工作。

恢复期：注意休息，加强营养和增加活动量，防止感冒等其他传染病的侵袭。

186. 养狗为什么要提防布鲁菌病？

广大城乡居民知道，养狗要防范狂犬病。特别是在夏季，人们衣着穿得很少，四肢和身体裸露较多，极易被犬抓伤。但是，为什么我们还要提醒大家提防布鲁菌病呢？

犬感染布鲁菌的概率高且不易被发现。

布鲁菌病是由布鲁菌引起的传染病，人与牛、羊、狗等都可以被感染发病。我国的很多省市（如陕西、山东、福建、湖南、四川、北京、上海等）均从犬体中分离出犬型布鲁菌。犬对布鲁菌有较高的易感性，感染率可达26.6%。

家养宠物犬（多见牧羊犬）可以通过散养犬或者野犬意外交配而感染布

鲁菌病。无症状的犬是犬型布鲁菌的隐性携带者，此类狗本身不发病，但可以将病菌传染给其他狗。细菌从感染到"定居"在生殖组织大约需要3周的时间，然后开始繁殖并不断排泄，一般可以持续几个月到几年。狗若感染布鲁菌而发病，大多数缺乏明显的临床症状，一般多呈慢性经过，因而不易被察觉。部分病犬出现多种多样的症状，有的精神不振、消瘦，有的跛行、呕吐，个别的有流产、不孕症状。

人若感染布鲁菌，也有多种症状。

布鲁菌通过人与家养宠物犬的接触（饲养、玩犬），从被损伤的皮肤、黏膜、消化道或呼吸道等途径进入人体内，使人感染或患病。人感染犬型布鲁菌后，发病的症状是多种多样的。急性感染的主要表现为波浪热（表现为2～3周的发热期，间歇1～2周再度发热，如此反复）、寒战、全身不适、体重减轻，还可出现头痛、恶心、淋巴结肿大、肌肉以及关节酸痛、游走性大关节疼痛，关节病变以髋关节为常见，还可引起眼睛损伤和心内膜炎。慢性感染的患者可伴有多处关节病变，大多数发生在腰椎部。

187. 如何有效防范布鲁菌病？

人若感染布鲁菌病，会增加不少痛苦。因此，最好的方法是事先加以有效防范。防范措施如下：

（1）加强职业性检疫。专业养狗的职业机构要加强对进口犬和种犬的检疫。布鲁菌感染阳性的犬要全部淘汰，以控制布鲁菌病的流行。

（2）加强个人防护与卫生。和宠物接触时尽量保持距离，防止被宠物咬伤或抓伤。当人有伤口时，不要被动物舔舐。注意个人卫生，处理宠物的排泄物后要及时洗手。

（3）宠物狗进行定期体检。定期带宠物去医院体检。早期发现疾病并及时治疗，杜绝传染源。

（4）加强环境保护。定期对宠物的生活环境进行清洁、消毒，勤给宠物洗澡。布鲁菌在土壤、水中和皮毛上能存活4个月左右，在食品中可存活2个月。其对热和消毒剂敏感，可以很快被杀死。

布鲁菌多为细胞寄生，治疗难以彻底，易转为慢性并反复发作。因此，人类对感染布鲁菌要特别重视，要尽早接受彻底治疗。

188. 外出就餐吃牛肉安全吗？

2012年8月8日，有一条微博发布江苏连云港发现两例皮肤炭疽病例的消息，被频频转发，微博中又配了两张人感染炭疽病后皮肤破溃的照片，并提醒大家"最近尽量少外出，少在外吃饭，切记不可食用牛肉"这则消息搞得人心惶惶。浙江的广大城乡居民得知这一消息后，也引起了极大的关注。这里就此问题作一介绍。

皮肤炭疽病病情确有其事。

据卫生部当时发布的消息称，确有7人发病，但病情都比较稳定，没有重症，也没有出现死亡病例。

有关专家指出，皮肤炭疽传染病属于人畜共患病，时有发生，并非罕见病，大家不用过于担心。

皮肤炭疽占90%比例，病死率不超过3%。

据专家介绍，炭疽病是炭疽杆菌引起的。炭疽杆菌主要生存在草场、牧场，所以很容易被牛、羊等草食动物摄入。炭疽杆菌体外有一层芽孢，可对其形成保护，因此其在自然环境中生存能力很强，可在动物、尸体以及被其污染的环境下生存很久。

根据传播途径的不同，炭疽病可分为以下几种：通过皮肤侵入感染的称为皮肤炭疽；通过呼吸道吸入，炭疽杆菌进入肺部引起的炭疽病称为肺炭疽；通过吃了被感染的食物、水源，炭疽杆菌进入肠道引起的炭疽病称为肠炭疽。其中，皮肤接触病禽和食用病禽肉是引发炭疽病的主要原因。皮肤炭疽可高达90%左右，是最常见的炭疽病。

皮肤炭疽的病死率一般不超过3%，肺炭疽和肠炭疽则要严重一些。特别是肠炭疽最为严重，感染人群的病死率可以超过50%。此次，江苏等地发生的炭疽病就是通过皮肤接触发生的皮肤炭疽。

外出就餐和吃牛肉一般不会感染。

省疾控中心专家指出，浙江省从1949年起就没有出现过一例炭疽病患者。对浙江人来说，吃到被感染的病牛肉可能性很小，所以不用担心吃牛肉感染炭疽病。如果实在不放心，就尽量不吃没有烧熟的牛肉。

"大多数感染者与带炭疽杆菌的牲畜有接触史。"专家说。如果人的皮肤上有破口，那么接触到带有炭疽杆菌的牲畜就会被感染。

但人与人之间一般不会传染，一般的聚餐不用担心被感染，除非炭疽患者故意把伤口凑到别人身上去。

关于能不能吃牛肉的问题，杭州市农业局畜牧产业处处长田小明表示，目前杭州人吃的国内牛肉以山东、内蒙古等产地较多，进口牛肉主要来自西班牙、荷兰、巴西等国家。杭州对食用农产品的质量安全有一套严格的监管模式，对国家规定的所有可能引起人畜共患的疾病都有严格的把关。外来动物及产品进入杭州前都要到报验站接受检验检疫，检查合格后才能进入屠宰场屠宰，之后进入流通领域。这种严格的检测制度保证了食品的安全，只要是在菜场或超市等正规渠道购买的牛肉，基本上是安全的。

专家指出，对于被感染的牛，炭疽杆菌主要寄存在其皮毛和脂肪里，很少会到肉质里。因此，炭疽杆菌被食入的可能性不大。但是，从事牲畜宰杀和皮毛加工工作的人群，要经常接触牲畜的皮毛并进而接触到炭疽杆菌，就很容易被感染。

炭疽杆菌有一层芽孢保护，在自然环境中生存能力很强，但是通过高温可以将其杀灭。吃牛肉时，只要将牛肉煮沸15分钟以上，炭疽杆菌就会被杀死，可以放心食用。但如果吃了携带炭疽杆菌的生牛肉，那么就有可能被感染。

早期发现治愈率高。

专家指出，炭疽病发展早期，如果能及时就医，使用环丙沙星、多西环素等抗生素治疗，效果还是比较好的，只是治疗时间相对较长，大约需要2个月时间。如果感染者不及时就医，从炭疽病转为败血症之后，治疗就比较麻烦，同时病死率也会明显上升。

经过治疗痊愈的感染者，人体会对炭疽杆菌产生免疫力，并且能够持续很长一段时间。

预防炭疽病是否有疫苗？

专家表示，有专门预防炭疽病的疫苗，但不建议大家都去接种，因为一般人群被感染的概率很小，而且抗体持续时间较短，所以一般只建议从事牲畜屠宰、皮毛加工行业等职业的人注射炭疽疫苗，以预防在工作中被感染。

189. 杭州一位老人是如何感染猪链球菌的？

一位杭州老人感染了猪链球菌。

有媒体称，一位八旬老人感染了猪身上的细菌——猪链球菌。

最初，该老人因为发烧而卧床不起。医生检查发现，老人高烧39.7℃，已经有败血症症状。大量细菌在老人血液中产生毒素，造成了严重感染。让医生惊讶的是，在老人血液中，找到了导致他发烧的原因——猪链球菌。

老人是如何感染猪链球菌的？

猪链球菌是存在猪身上的。怎么会到老人血液中去的？原来，猪链球菌病是人与家畜都会发病的人畜共患病。

医生经过详细的问诊调查发现，原来是老人的家用砧板出了问题，感染途径是老人家里的砧板。

猪链球菌病发病有何特点？

猪链球菌可以通过伤口、消化道等途径传染给人，潜伏期一般为2～3天。但是，一般情况下，人很少感染猪链球菌。人被感染后，一般起病急（突然）、病程短、发展快、危险率高，如果发现晚，就有生命危险。

猪链球菌病患者，通常会有持续的高热、寒战、大量出汗以及脉搏细弱甚至休克等症状，若能早期诊断并及时治疗，多数患者可以治愈。

这位老人的整个治疗过程就证明了这一点。因发现得早，并经医生积极的抗感染与对症治疗，老人的病情很快得到了控制，并顺利康复。

疾控部门很重视，积极寻找问题根源。

疾控部门非常重视这个病。因为在2005年7月，四川省曾发生人感染猪链球菌病，累计报告患者205例，其中37人死亡。

在排除老人外出去养猪场或者接触过生猪等情况后，疾控人员注意到了老人平时加工食材的砧板。

原来，老人做菜比较简单，只有一块砧板，切生食熟食都用同一块砧板。

专家分析，最可能的感染途径就是这块砧板。老人习惯把肉煮熟以后再切片加工。如果肉没煮熟烧透，加上砧板生熟混用，砧板上的病菌就可能粘到熟食上。这时，感染就会悄无声息地发生。经过详细的调查，疾控部门没有发现其他的传播途径。

猪链球菌病不会人传人。

猪链球菌感染一般发生在夏季，是由细菌感染造成的。

近年来，浙江省每年都有数例人感染猪链球菌的病例报告。

值得欣慰的是，猪链球菌感染的途径一般是猪到人，不会人传染给人。所以其高发的人群是从事养殖、加工的人。像这位老人这样蹊跷感染上此病的，比较少见。

家用砧板是重要的感染途径。

到底应当如何选择家用砧板？如何能及时消毒？这是广大城乡居民普遍关心的问题。

我们认为，砧板最好是用木质的，其纤维有一定的抗菌作用。竹制的砧板也不错。塑料菜板很容易滋生细菌，最好能不用。砧板一定要准备两块，一块专切生的食材，一块专切熟食，生食、熟食一定要分开使用。如果砧板用的时间长，刀痕比较深，就容易藏匿细菌，应当及时更换。

砧板使用后如何有效消毒？

(1)刀刮水冲太阳晒。刀刮，就是在切菜后，特别是切肉类后，用刀刮一刮；水冲，就是再用水和洗洁精冲洗一下，以去除寄生虫卵；晾干，就是在太阳下晒一晒，以去除细菌赖以滋生的潮湿环境，同时，晒过的砧板能增强抗菌能力。

(2)消毒开水烫和盐水浸泡。砧板使用一周后，要放进消毒柜里消毒，也可用滚烫(100℃)的开水烫一遍，然后放入盐水中浸泡，取出晾干，既可杀死细菌，又可防止砧板干裂。

(3)使用漂白粉消毒。将漂白粉用水调成糊状，用刷子刷在砧板上，15分钟后用清水冲洗干净。漂白粉中的氯可以杀菌。

第十一章　虫媒传染病预防方法

190. 乙脑是一种什么样的传染病？

乙脑，全称为流行性乙型脑炎。本病的病原体于1934年在日本被发现，故称日本乙型脑炎。1939年，我国也分离得到乙脑病毒，之后又进行了大量的调查研究工作，后改名为流行性乙型脑炎。

乙脑是以脑实质炎症为主要病变的中枢神经系统急性传染病，病原体是乙脑病毒。感染发病后，患者有高热、意识障碍、抽搐和脑膜刺激征等特征性的病况。重症者常累及中枢神经系统，出现呼吸衰竭，其病死率较高，幸存者也可能会留下明显的脑部后遗症。

蚊子越闹，发病越多。

乙脑与气温、雨量和蚊虫孳生密度高峰有关。我国亚热带地区乙脑流行80%～90%集中在7、8两个月。乙脑是人畜共患的自然疫源性疾病，人可受感染或发病，而猪等家畜是主要的传染源。本病通过蚊虫叮咬传播，传播的蚊种主要是三带喙库蚊。

成人和老年人发病增多。

人普遍容易感染乙脑病毒，但感染后多数呈隐性感染而不发病，每1000～2000个隐性感染者中有一个人发病。感染后可自然获得较持久的免疫力，所以患病者大多为10岁以下的儿童，尤以2～6岁的儿童发病率最高。近年来，由于儿童和青少年广泛接种乙脑疫苗，成人和老年人的发病率就相对高了。

头颈发硬是特征之一。

本病发病急，突如其来，有高热、意识障碍、惊厥、强直性痉挛和脑膜刺激征(头颈发硬)等，重型患者病后往往会留有后遗症。

发病过程呈"三部曲"。

初期：起病急，主要有全身不适、头痛、发烧等症状，常伴有寒战，体温38～39℃。头痛常较剧烈，伴有恶心、呕吐(呈喷射状)。

急性脑炎期：最突出的症状是持续高烧，体温高达39℃以上，几天后中枢神经感染加重，出现意识障碍，如神志恍惚、昏睡和昏迷、惊厥或抽搐、颈项强直，肢体出现麻痹，有的出现呼吸衰竭而死亡。

恢复期：神经系统症状逐渐缓解，体温和脉搏等逐渐恢复正常。

191. 如何有效预防乙脑？

预防乙脑的方法是常规接种乙脑疫苗。

(1)常规接种。乙脑疫苗是一种季节性的疫苗，可预防乙型脑炎。常规接种对象，基础免疫为1周岁、2周岁和7周岁各加强一针，一般在每年的4—5月接种。

(2)流行期间的预防性接种。接种应在开始流行前1个月完成，重点对象是7岁以下未接种过乙脑疫苗的儿童。

无特效药物，有效防范是关键。

目前，尚无特效的抗乙脑病毒药物，主要是对出现高热、惊厥或抽搐、呼吸衰竭的高危患者采取对症性的治疗。所以，关键是加强防范，主要措施是灭蚊和避蚊等。

加强防蚊和灭蚊的措施：消除蚊子孳生的环境。方法有：翻盆倒罐，填堵竹、树洞；饮用水缸加盖，勤换水；家中养花的，其花瓶内的水至少每周换两次；用纱窗、纱门防蚊；用蚊香或驱蚊剂驱蚊；婴幼儿身体娇嫩，可用蚊帐防蚊。同时要注意个人卫生，常洗澡、勤换衣，及时清理垃圾，保持室内干燥清爽，不随地乱泼脏水等。

秋后更要预防蚊子叮咬。民间有一说法："秋后蚊子会死叮。"这是因为立秋后蚊子开始繁衍后代，人们被蚊子叮咬的概率大大增加。由于蚊子产卵需要大量营养，所以会拼命吸血，这个时期也是蚊子传播乙脑的高峰期。如果遇到伊蚊(即花蚊子)叮咬，皮肤的反应会更大，就容易出现红肿现象。

192. 乙脑就医有何好建议？

乙脑，目前尚无特效抗病毒药物，主要是对症、支持、综合治疗。必须重视对症治疗，要认真把好"三关"，即高热关、惊厥关和呼吸衰竭关。

如治疗不及时，病死率可高达10%～20%，部分(约30%)患者会有不同程度的后遗症，如痴呆、半身不遂、精神失常、记忆力和智力减退等。因此，早期发现、早期诊断、早期治疗，对降低病死率和致残率是很重要的。

193. 什么时候"剿杀""四害""杀一胜百"？

"惊蛰"过后，越冬的小动物就将"蠢蠢欲动"。作为传播多种传染病的"四害"——老鼠、蚊子、苍蝇、蟑螂当然也不例外。2012年3月27日，杭州市爱国卫生运动委员会办公室组织召开了春季除"四害"工作会议暨培训班，邀请了全国病媒生物防制专家、杭州市消毒与病媒生物防制所沈培谊主任医师讲解了春季除"四害"的相关业务知识，特别提醒广大城乡居民要抓住当前气温回升的有利条件，在早春季及早"剿灭""四害"，起到"杀一胜百"的特殊效果。

"四害"危害触目惊心。

沈培谊主任介绍说，2011年，世界卫生组织发表了一项关于病媒生物对人类危害的研究报告。报告列举了蚊、蝇、白蛉、螨等有害生物对人侵害的现状，其中仅以蚊虫为例，引起全球疟疾、登革热、黄热病等蚊媒传染病的危害人数就分别累计达到全球40%的人口、18亿和4.5亿人，每年感染或发病的人数分别达3亿～5亿、1000万～3000万和超过5000万人，这些惊人的数据和损失远远超过全球曾发生过的两次世界大战损失的总和，也远远超过日本"3·11"和中国"5·12"大地震的巨大损失。而这仅仅是小小蚊虫所造成的对人类的巨大损失，真是触目惊心！

春天气温回升，及早灭"四害"，达到"杀一胜百"的效果。

专家指出，百姓所称的"四害"——老鼠、蚊子、苍蝇、蟑螂，以数量多、繁殖快来抗衡人类，适应生存环境。每年气温只要回升至15～26℃时，它们的活动就会加强，繁殖率就会增高。以蚊虫为例，每15～21天就能繁殖一代。一只雌蚊一次产卵孵化的蚊虫数为150～200只，它一生产卵3～4次，繁殖总数多达450～800只。

因此，"四害"种群数量的增多加大了人们对它们的防制难度，而抓住有利时机进行早防早灭能极大地减小"四害"的危害。

冬季的严寒和早春的低温不利于"四害"发育和繁殖，处于越冬或是冬眠状态的"四害"数量少、活动滞缓，只要抓住"四害"这一致命性的弱点，在早春季进行防制性的"剿杀"，就能起到"杀一胜百"的作用，有效地遏制"四害"全年递增数量，起到事半功倍的效果。

如何有效早杀早灭"四害"，大有讲究。

大力开展环境卫生治理是"除四害"的治本措施。专家介绍，"除四害"首先要铲除"四害"的孳生场所。"四害"孳生场所的共同特征是温暖、潮湿、有丰富食源和水的僻静场所，也是各类行业中最常见的卫生死角，但常常为人们"视而不见"，未获得足够重视。

冬春季"四害"多躲藏或栖息在避风、向阳场所，如车棚、地下车库、地下室、防空洞、仓库、社区或各类楼群通道、居室的厨房、阳台、卫生间、机关企事业单位院落中的杂物堆、各类超市、农贸市场、建筑工地和废品收购站。因此，必须彻底清除这些场所的卫生死角，保持环境的整洁、美观、清洁和卫生，使"四害"再无处藏身，这是"四害"防制成败的关键。

每年的2—4月在环境卫生整治后，选用安全有效的拟除虫菊酯类杀虫药剂在有蚊、蝇越冬栖息的场所进行滞留性的喷洒，能迅速杀灭越冬的成虫，连续喷洒1～2次，每次喷洒间隔15～20天就能有效控制全年虫害密度增长的速度和数量。

194. 夏天防蚊，你准备好了吗？

蚊子是"四害"之一，能传播很多传染病，如疟疾、淋巴丝虫病、黄热病和乙脑等。如何预防蚊子叮咬、防止被传染上疾病呢？

蚊子什么时候最活跃？

杭州市疾控中心消毒与病媒生物防制所沈培谊主任医师告诉我们，当气温连续一周持续在20～25℃时，蚊子就蓄势待发了。待气温高于35℃时，蚊子进入蛰伏期，反而又少了。杭州每年蚊子数量的高峰期一般有两次，7月和9月，所以夏天一到，蚊子的肆虐期就来了。

杭州的蚊子有哪些特点?

杭州主要有三种蚊子:伊蚊、库蚊和按蚊。伊蚊身上有花纹,也就是老百姓常说的花蚊子,它们通常在白天活动,习惯出没在草丛和竹林中。库蚊在夜间活动,我们晚上在家被叮咬时,一般就是库蚊在使坏。按蚊不叮咬人,只是吸食动物的血,如猪、牛、马等,这种蚊子在城乡交界处比较多见。

杭州蚊子是否越来越多了?

专家指出,杭州目前有5个蚊子密度检测点,负责检测蚊子的密度是否在符合国家标准的范围之内。过去10年的检测表明,蚊子的密度总体上并没有很大波动,这要归功于杭州对环境的治理和对创建卫生城市的重视。蚊子繁殖最重要的两个因素是温度和水。如杭州的背街小巷改造,使得街道的积水处变得越来越少,蚊子没有了栖息地,数量自然就少了。也许我们不会想到,把没喝完的饮料瓶敞口扔在路边会促进蚊子的繁殖。很多人不知道,我们身边有一个叫"消杀队伍"(Pest Control Operators,简称PCO)的专业组织,他们默默地深入小区、街道,为我们喷洒灭蚊药水,让我们在夏天少一些蚊虫的干扰。

防蚊灭蚊有何好对策?

(1)底楼邻家不乱扔。家住一楼尤其是自带院子的人,千万要注意不要在院子里随意扔能积水的东西,以免为蚊子创造适宜的生存环境。

(2)种植水生植物勤换水。家里种植水生植物的,因为水是不流动的,所以一周至少换两次水,以避免蚊子卵在水里生长。

(3)傍晚做好防蚊工作。由于傍晚正是库蚊最活跃的时候,所以应随手关上纱窗、关上门。

(4)物理驱蚊最好。建议孩子、孕妇用物理方法驱蚊,比如蚊帐。如果一定要用化学驱蚊,则一定要去正规超市购买驱蚊剂。

(5)晚上早点洗澡,勤洗澡。因为汗腺里有吸引蚊子的物质,早点洗澡能降低人体对蚊子的"吸引力"。

195. 蚊子爱叮谁不爱叮谁,是什么原因?

蚊子凭气味选择对象。

不少城乡居民纳闷,蚊子为什么喜欢叮咬某些人。科学研究也表明,蚊子叮人是有选择的。一般来说，能为蚊子带来丰富胆固醇和维生素的人，蚊子最喜欢叮咬。

蚊子利用气味从人群中发现最适合它们"胃口"的对象。胆固醇和维生素是蚊子等令人讨厌的昆虫生存所必需的而它们自己又不能产生的营养物质。

专家指出，蚊子具有很强的嗅觉能力。当人类呼出二氧化碳和其他气味时，这些气味会在空气中扩散。蚊子跟踪它的目标时，总是随着人呼出的气味曲折前进直到接触目标为止，然后就落到皮肤上耐心寻找"突破口"，最后才把"针管"直接插入皮肤里吸血8～10秒。

蚊子喜欢叮咬哪些人？

(1)爱用化妆品的妇女。美国科学家曾利用嗅觉仪器对3900多种物质进行测试和分析，结果发现，许多种类的发胶、护手霜、洗面奶等化妆品对蚊子的诱惑力非同寻常，大多数化妆品含有硬脂酸(脂肪酸的一种)，所以化妆的人比不化妆的人更受蚊子"青睐"。

(2)处于排卵期的女性。蚊子喜欢她们血液中几近饱和的脂肪。除了对排卵期的女性"情有独钟"外，蚊子还会对那些血液中胆固醇含量较高的人(不分男女)表现出极大的兴趣。

(3)怀孕的妇女。孕妇遭蚊子叮咬的概率比未怀孕的女性高出1倍。这是为什么呢？原来，妇女在怀孕期间所呼出的气体中含有多种不同的化学物质，因而成为疟蚊的叮咬目标。另外，孕妇体温较高，出汗也多，是皮肤细菌滋生的良好基地。这两个原因使孕妇比其他妇女更易招蚊子"光顾"。

(4)出汗多的人。汗液中含有大量氨基酸、乳酸及氨类化合物，蚊子对此非常敏感，一旦嗅到这些物质的气味就会食欲大开。因此，运动后应尽快洗澡，保持皮肤清爽。天热流汗多，要及时用纸巾、手绢擦去汗液。

(5)皮肤嫩的人。皮肤太好有时也不是件什么好事，又白又嫩的皮肤只有人喜欢吗？蚊子也很喜欢。轻轻一刺就能享受到美味，蚊子也想多做这种不费力的好事儿。

(6)身上有奶味的宝宝。宝宝身上有又香又浓的奶味，蚊子是闻香而来的。

(7)喘气粗的人。肺活量大的人呼吸自然深长，呼出的二氧化碳较多，等于是给蚊子发出了"集结号"。

(8)黑衣人。蚊子怕光但又不喜欢光线太暗，最喜欢在弱光环境下吸血。白天，当人们穿着深色衣服时，反射的光线较暗，恰恰"投其所好"。户外运动最好穿着白色衣服，因为白色衣服反光能力强，有驱赶伊蚊的效果。

(9)爱酒肉的人。实验发现，人们在饮酒或吃了牛肉、羊肉之后，也会变得易受蚊子的叮咬。

(10)体味重的人。美国科学家发现,雌蚊子身上有一种特殊的嗅觉受体,能对人体散发出的气味产生感应。汗腺发达或者没有及时洗澡的人,往往更招引蚊子。同理,有浓烈脚臭的人也会成为蚊子的攻击对象。

蚊子咬人的原因。

雌、雄蚊的食性本不相同。雄蚊"吃素"、不吸血,只吸食植物的汁液,专以植物的花蜜和果子、茎、叶里的液汁为食,所以它们一般不进屋。只有秋后天气冷了才会跑进室内避寒。雌蚊偶尔也会尝尝植物的液汁,然而一旦"婚配"以后,非吸血不可。因为它们只有在吸血后,才能使卵巢发育。所以,叮人吸血的只是雌蚊,吸血是为了增加营养、繁殖后代,吸饱了就找有水的地方产卵去了。

哪些气味令蚊子讨厌?

月桂叶、柠檬草油、香茅、大蒜和香叶醇的气味令蚊子讨厌,因此也可用这些气味来驱蚊。

196. 家庭如何安全使用蚊香?

蚊香使用不当易被熏倒。

前不久,家住杭州某区的张大妈向杭州市疾病预防控制中心值班室反映,最近,她、老伴还有同住的小孙女,老是头昏颠倒的,有时还出现呕吐、全身不适的症状。她说在医院做过多项检查,没查出什么异常情况。值班医生在咨询中发现,张大妈为对付蚊子,最近常用蚊香来驱蚊。医生一问方法,知道问题的根源是使用蚊香不当。专家告诫市民一定要熟悉市售各种蚊香的性能,在使用中更应关注安全问题,并就如何正确使用蚊香提出了具体建议。

杭州市疾控中心消毒与病媒生物防制所沈培谊主任医师介绍,杭州蚊子活跃的季节一般为每年的4—11月份,期间由于下雨多、湿度大(如梅雨季节),可能会有两个密度上升的小高峰。为了驱赶蚊子,使用蚊香的市民不在少数,特别是在农村地区和城乡交界处等。

专家指出,以往几年,在蚊子繁殖季节,市民因不熟悉驱蚊剂(如蚊香)的性能,在家中使用时不注意安全,造成人畜中毒甚至死亡的悲剧时有发生。张大妈与老伴在使用蚊香后有类似的症状,很可能是由这种情况引起的。

家中如何安全使用蚊香？注意如下安全使用对策。

(1)特殊人群用物理方法。由于婴幼儿大脑尚未发育完善，因此有婴幼儿和孕妇的家庭严禁使用蚊香等杀虫剂。防蚊可改用物理方法，如装纱门、纱窗和使用蚊帐等，并用灭蚊拍杀蚊。

(2)注意蚊香的使用次序。先关闭门窗，再点燃蚊香，人立即离开一两个小时。回来后，先用扫帚清扫地面，将熏倒的蚊子扫掉。在开门窗充分通风之后进入室内。有纱窗、纱门的房间就不用再点蚊香了。若无纱窗、纱门保护的，可在上风口点燃蚊香防蚊。

(3)蚊香不要点过夜。在空调房间或密闭门窗的房间内睡觉，要避免蚊香点过夜的情况发生。

(4)轮流使用不同品牌的蚊香。可防止蚊虫对同一品牌蚊香产生耐药性。

(5)高密度地区，蚊帐加药物。在蚊子密度较高的地区，如农村地区等，可将蚊帐在除虫菊液体(合适浓度)里浸泡一下，晾干后再使用。蚊子只要碰到除虫菊药，就会失去叮咬人和繁殖的能力。这对预防虫媒性疾病(如疟疾等)最为有效。

(6)对蚊香有毒保持警觉性。蚊香也是一种杀虫剂。它使用的原理是，将蚊香点燃(或加热)，让其内的杀虫剂散发到空气中，将蚊子熏倒、熏死或赶走。因此，没有一种蚊香是对人畜无毒的。蚊香中的杀虫剂不仅对人有急性毒性，而且还有慢性毒性。即使是毒性级别最低的微毒级杀虫剂，对人畜危害也较大；不要以为不发生头晕、呕吐等急性中毒就万事大吉了，它对人体的影响有的要经过一段很长的时间才能显露出来。

(7)仔细阅读说明书，做到心中有数。购买蚊香时，首选除虫菊(制作的)蚊香，其次选胺菊酯或溴氰菊酯等低毒拟除虫菊酯蚊香。不要购买和使用有机氯、有机磷类杀虫剂制作的蚊香。因此，一定要仔细阅读说明书，对该品牌内含的杀虫剂成分做到心中有数。

(8)购买正规产品。要到正规的超市去购买，不要贪图便宜去购买未标明杀虫有效成分的蚊香及灭蚊片。

197. 如何预防与及时处理蜱虫病？

据媒体报道，河南近年来发现蜱虫病557例，死亡18例。这引起了杭州媒体和广大市民的关注。浙江省疾控中心首席传染病专家莫世华主任医师对市民普遍关心的问题作了解答。杭州市疾控中心健康教育专家就如何预防与及时处理蜱虫病提出了具体意见。

浙江有没有这种病？

据莫世华主任介绍，蜱虫在我国的分布较局限，主要是在个别的丘陵地带。浙江省对蜱虫病有监测。2004年，我省某农村地区在检测时发现了类似于蜱虫叮咬感染的个别病例，这种蜱虫的名称叫龟形花蜱。当时，浙江省疾控中心闻讯后，迅速派出传染病防制专家到当地会诊，及时和当地医院医生一起进行救治，使感染的患者转危为安，最后恢复了健康。从2004年到现在，再没有监测到这种病发生。而这种可能染病的龟形花蜱，最近也很难发现它的踪迹。

莫世华主任认为，蜱虫病不会在我国造成大范围的传播与流行。因此，请广大市民放心，消除不必要的恐慌。

杭州市疾控中心健康教育专家就如何预防与及时处理蜱虫病提出了具体意见。

人被咬感染后，会出现哪些情况？

蜱虫会传染多种疾病，如森林脑炎等。如果携带病菌的蜱虫叮咬了人，患者可能会感染上某些病毒，继而引发重大疾病。该病潜伏期一般为7～14天。急性起病，主要症状为发热、全身不适、乏力、头痛、肌肉酸痛，以及恶心、呕吐、厌食、腹泻等，部分患者伴有咳嗽、咽痛；少数患者可因严重的血小板减少及凝血功能异常，出现皮肤、肺、消化道等出血表现，如不及时救治，可因呼吸衰竭、急性肾衰竭等多脏器功能衰竭以及弥散性血管内凝血而导致死亡。且该病容易发生误诊，严重者可导致死亡。

蜱虫咬人有何特点？

一般在野外、有草、有森林的地方人容易被咬。蜱虫一般出现在草丛中，早晨八九点钟会爬到草尖上，对人和动物的汗液嗅觉灵敏，一般30米左右就能感知有人或动物要经过。蜱虫爬到人身上吸饱了之后就会掉到草里。蜱虫跳得高度不高。

如何有效防范？

注意个人卫生防护，就能有效避免感染。在蜱虫繁衍活动频繁的季节，尽量不去蜱虫病高发的地区，若难以避免，则一定要做好有效的防护。在外出旅游或经过森林和草地，或到户外的山区旅行前，一定要扎紧裤脚，上身也应该保护好，确保皮肤不裸露。一旦发现身上被蜱虫叮咬了，应立即用镊子等工具将蜱虫垂直拔出，不要直接用手将蜱虫摘除或用手指将蜱捏碎，处理之后要进行清洗消毒。被蜱虫叮咬后，身体如出现不适，有乏力、头痛、肌肉酸痛、恶心、呕吐、厌食、腹泻以及咳嗽、咽痛等情况，或发现皮肤有出血情况时，一定要到医院及时就诊。病情如能得到及时处理，绝大多数患者不会出现严重问题。市民饲养的宠物狗身上一般没有蜱虫，但市民在杀狗处理其脾脏时应戴手套处理，因为一旦手上有伤口，在处理动物脾脏时就容易被感染。这种病主要通过蜱虫叮咬或者直接接触危重患者或带菌动物的血液等体液传播。平时，广大市民要注意个人及家庭环境卫生，做到勤洗手、勤洗澡、勤晒衣被。

第十二章　其他传染病预防方法

198. 手足口病为什么被纳入国家丙类传染病管理?

手足口病是一种最近被屡次提到的传染病,以前的教科书中没有提到过。它是一种由多种肠道病毒引起的常见传染病。各年龄组均可感染发病,但以婴幼儿(5岁以下)发病为主。大多数患者症状轻微,以发热和手、足、口腔等部位的皮疹或疱疹为主要特征。少数患者可并发无菌性脑膜炎、脑炎、急性弛缓性麻痹、呼吸道感染和心肌炎等,个别重症患儿病情进展快,易发生死亡。目前,本病已被纳入国家丙类传染病管理。

一个特殊情况,有些人感染后不发病,但有传染性。

并不是所有的人感染后都会出现上述症状。少年儿童和成人是例外,他们感染后多不发病,但能够传播病毒,使家中婴幼儿发病。

以密切接触传播为主。

手足口病主要是通过人群间的密切接触传播的,如通过被患者粪便污染的食物、直接接触患者皮肤穿破的水泡、患者咽喉分泌物及唾液等,也可通过空气飞沫形式传播。患者的粪便在数周内仍具传染性。

发病后,患者的皮疹很有特点。

感染后,经过3~7天的潜伏期(不发病时期),多数患者就会突然起病。主要侵犯手、足、口、臀四个部位;皮疹有不痛、不痒、不结痂、不结疤的"四不"特征。初期可有轻度上呼吸道感染症状。由于口腔溃疡疼痛,患儿流涎拒食。口腔黏膜疹出现比较早,起初为粟米样斑丘疹或水疱,周围有红晕,主要位于舌及两颊部,唇齿侧也常发生;手、足等远端部位出现或平或凸的斑丘疹或疱疹，皮疹不痒，斑丘疹在5天左右由红变暗，然后消退；疱疹呈圆形或椭圆形扁平凸起，内有混浊液体，长径与皮纹走向一致，如黄豆大小不等，一般无疼痛及痒感，愈合后不留痕迹。水泡及皮疹通常会在一周内消退。

除皮疹外，还会引发哪些病？

如皮疹仅仅停留在皮肤和口腔上，倒不太要紧。但病毒会侵犯心、脑、肾等重要器官而出现相应的症状。如患者出现高热、白细胞不明原因增高，而查不出其他感染原因时，就要警惕暴发性心肌炎的发生。病毒进入人脑，会引发无菌性脑膜炎，此时会有发烧、头痛、颈部僵硬、呕吐、易烦躁、睡眠不安稳等。

幼儿园等集体生活的幼儿，要特别当心。

手足口病通常容易在幼托机构中发生集体感染。医院内交叉感染等也可造成传播。此病传染性强，传播途径复杂，流行强度大，传播快，在短时间内即可造成大流行。因此，在幼托机构集体生活的幼儿要特别注意预防。

手足口病一年四季都可发病，以夏、秋季较多见，南方地区5—7月是发病高峰期。

199. 在什么情况下孩子一定要去医院就诊？

孩子发热，同时身体多部位出现皮疹，要及时去医院就诊。

手足口病主要通过日常接触传播。儿童可能通过接触被病毒污染的手、毛巾、牙杯、玩具等引起感染，患者咽喉分泌物及唾液中的病毒可通过空气传播。患儿感染后，一般先是发热，体温38℃左右，同时在口腔、手、足、臀部出现皮疹，部分患者早期有咳嗽等表现。家长一定要留心，一旦发现自己的孩子出现上述症状，要及时就医。

孩子出现什么情况，表明病情在加重？

绝大多数手足口病患者中，发病比较轻的患儿可以在家里隔离治疗观察。但有一种情况，病情发生了变化，变得严重了，一定要学会识别，并及时送孩子到医院住院治疗，以防有生命危险。病情加重的蛛丝马迹是指：

在原来手足口病发病的基础上，如急性起病、发热、手掌或脚掌部出现斑丘疹和疱疹（臀部或膝盖也可出现皮疹），皮疹周围有炎性红晕，疱内液体较少；口腔黏膜出现散在的疱疹，疼痛明显；部分患儿伴有咳嗽、流涕、食欲缺乏、恶心、呕吐和头疼等症状，手和脚等肢体发生抽动(肌阵挛)或不灵活了(急性迟缓性麻痹)，说话与大脑反应也不灵敏了(出现脑炎)以及呼吸困难等情况。

有这些情况时，表明孩子的病情在加重，要及时到有发热门诊的综合性大医院住院治疗，以防死亡病例的发生。

200. 手足口病发病高峰应特别注意什么问题?

一般而言，每年的5—7月手足口病会进入流行的高峰期。这段时间，切实加强有效的预防是十分关键的。

专家指出，手足口病在我国已被列入传染病防治法丙类传染病，是重点防控的传染病之一。它是由多种肠道病毒引起的常见传染病。各年龄组均可感染发病，但以婴幼儿(5岁以下)发病为主。大多数患者症状轻微，以发热及手、足、口腔等部位的皮疹或疱疹为主要特征。少数患者可并发无菌性脑膜炎、脑炎、急性弛缓性麻痹、呼吸道感染和心肌炎等。个别重症患儿病情进展快，甚至死亡。

专家认为，手足口病在预防过程中，需要特别注意的问题是，病情是否加重了。作为与孩子朝夕相处的家长，需要学会识别孩子病情加重的多种先兆，及时送孩子去医院诊治。

手足口病患儿的年龄越小，疾病越容易转重。因此，除让患儿隔离休息(普通的一般在家休养)外，家长要严密观察孩子的病情变化，及时就医，防止疾病加重。据浙江省临床经验丰富的医生观察，病情严重的孩子主要表现为"十二个字"——体温高、心率快、呼吸急、精神差。因此，如果孩子出现高烧不退、心率(脉搏)很快、呼吸急促、面色苍白或青紫、四肢发软、不爱活动、精神萎靡和总想睡觉等症状，一定要尽快到医疗条件较好的医院就诊，以免病情加重而危及孩子的生命。

201. 如何有效预防手足口病?

专家将手足口病的预防归纳为十五个字——勤洗手、吃熟食、喝开水、多通风、晒衣被。具体措施为:

（1）不论大人、小孩，都做到饭前便后洗手、勤洗澡。

（2）喝开水，不喝生水，不吃生冷食物，剩饭剩菜应加热后再食用。

（3）看护人接触儿童前、替幼童更换尿布、处理粪便后均要洗手，并妥善处理污物。

（4）婴幼儿使用的奶瓶、奶嘴使用前后应充分清洗消毒。

（5）尽量少带孩子去人多热闹的场所，特别尽量避免与其他有发热、出疹性疾病的儿童接触，以减少被感染的机会。

（6）合理搭配孩子营养，让孩子充分休息，适当晒太阳，以增强自身的免疫力。

（7）家庭成员的衣服、被褥要在阳光下曝晒，经常对孩子居住的房间进行通风换气。

（8）家长平时要多注意观察孩子身体状况的变化，一旦发现孩子有发热、出疹等表现，应尽早带孩子到医院就诊，并积极配合医生的治疗。

（9）托幼机构做好晨间体检，发现疑似患者，及时隔离观察与治疗。

（10）托幼机构应每日对玩具、用具等进行清洗消毒，减少间接接触传播。

（11）孩子发烧期间要多休息，多饮开水，吃些稀软易消化的食物和含维生素丰富的水果、蔬菜。

（12）患儿的皮肤、手脚要勤洗干净，指甲要剪短。患儿的衣服、被褥要保持清洁，不要让孩子搔抓皮疹，以免感染化脓。对已破溃的疱疹可用甲紫涂抹。

（13）对患儿的玩具、粪便进行有效的消毒处理。

202. "红眼睛"是如何引发的？

"红眼睛"是一种什么样的传染病？

"红眼睛"、"红眼病"或"火眼"通常是老百姓的称谓，此病的正式名称是急性流行性出血性结膜炎，是世界范围内都会流行的传染性眼病。它是由新型肠道病毒70（EV70）、柯萨奇病毒A24变种（CA24V）等引起的急性传染病，多有结膜下出血，常并发角膜炎，可有神经系统并发症。

"红眼睛"发病时有何特点？

急性流行性出血性结膜炎的潜伏期一般为12～24小时，最短为2～3小时，最长可达6天。起病急，可迅速出现眼睑水肿、结膜充血、眼痛、流泪。2～3天后可出现典型表现——结膜下出血，出血程度不等，亦可出现一过性上皮性角膜炎。儿童病程较短，一般2～3天；成人病程一般为7天，重者可长至1～2周。一般预后好，无后遗症。极少数病例可伴发神经根脊髓炎，临床表现类似脊髓灰质炎。好发于青壮年，表现为神经根痛和急性不对称的一至多个肢体软瘫，可有后遗症。

"红眼睛"是如何传染与发病的？

急性流行性出血性结膜炎患者是本病的主要传染源，其眼部分泌物及泪液均含有病毒，患者发病后2周内传染性最强。

该病主要通过接触被患者眼部分泌物污染的手、物品或水等而发病，部分患者的咽部或粪便中也存在病毒。

人群普遍易感，各年龄组均可感染发病。病后免疫持久性差，患者病愈后，可以被不同病毒感染而再次发病，也可能在间隔数年后被同一种病毒再次感染而发病。

急性流行性出血性结膜炎常可大范围暴发流行，多发于夏秋季，多见于成人，自然病程短，无特殊治疗药物，预后较好，极个别伴有神经系统症状。

203. 如何有效预防与控制"红眼睛"？

预防措施如下：

(1)及早就医。患者应及时就诊治疗，以免成为传染源。

(2)应注意个人卫生。尤其需注意保持手的清洁，不要用手揉擦眼睛。应实行一人一巾制，不要用公用毛巾，实行分毛巾、分脸盆。洗脸最好用流水，脸盆、毛巾等用具应注意定期消毒。

(3)加强消毒措施。浴室、理发店要严格做好毛巾消毒，游泳池应严禁"红眼病"患者入池游泳。

肠道病毒对热及干燥敏感，加热至60℃1分钟即可灭活。常用的消毒剂，如酒精(50%浓度30秒、70% 10秒、90% 10秒)、碘剂(0.2% PA碘1分钟)、石炭酸(1% 5分钟)及甲酚(3% 15分钟)，都有较好的灭活作用。

(4)患过此病的人也须加强预防。患过流行性急性结膜炎的人对此病并无免疫力，同样需要注意预防再度感染。

204."红眼病"为什么可防可控可治？

据媒体报道，广州"红眼病"多发，日求医患者近千，且患病人群从学校向家庭蔓延。部分医院平日储备的眼药水都不够用，需要从其他院区调配。这则消息引起了杭州市部分媒体和广大市民的关注。该如何预防和控制这种病呢？杭州市疾控中心传染病防制所所长、主任医师谢立就此回答了市民关心的问题，并对如何有效防范提出建议。

据谢立所长介绍，"红眼病"是一种常见的眼科传染病，杭州每年都有散发病例，个别幼儿园、小学或有聚集性病例报告。专家认为，"红眼病"并不可怕，只要注意有效的防范和及时治疗，是完全可以预防、控制和治疗的，不必过分紧张。

"红眼病"是什么病？

"红眼病"是民间俗称，医学上称为流行性出血性眼结膜炎，夏秋季好发、高发，在我国被列为丙类传染病管理。此病潜伏期短(病毒侵犯人眼后24小时内发病)、传染性强，较容易在家庭、学校、幼儿园等集体流行。主要传播途径是通过患者的眼分泌物，或被患者泪水、分泌物所污染的毛巾、手帕、脸盆和水等物品，或与患者握手后再用手揉擦眼睛等接触传染。

如果发病，有哪些症状？

"红眼病"初起时，老是感觉眼内有异物感，并伴随烧灼、刺痛及畏光等感觉；分泌物增多，先为黏液性，后呈脓性；结膜充血、水肿；眼睛因分泌物粘着不易睁开(特别是睡觉醒来时，上、下眼皮被粘在一起)；眼睑和结膜红肿；严重者还有发热、头痛、全身乏力等全身性症状。急性症状于2～3周后消退，除少数患者引起角膜边缘性溃疡、表层点状炎症外，一般无大的不良后果。

发病原因与不卫生的习惯有关。

"红眼病"一般通过与患者共用生活器具(如毛巾、脸盆和手帕)而感染，有的是通过与患者的密切接触后，用手揉眼睛而感染；也可能因在不洁的水域里游泳、戏水或洗澡等活动而引发。

有效防范要从生活的细节做起。

专家指出，预防"红眼病"的关键是首先从用眼和个人卫生入手：个人的生活用品，如毛巾、脸盆和手帕等都要严格实行"一人一用"；不用脏手揉眼睛，勤剪指甲；饭前便后要洗手；不到水质不良的水域游泳、戏水或洗澡。

发现有"红眼病"患者时，注意保护自己。不去碰、摸患者接触过的物品等；幼儿园、学校、理发店、浴室和游泳池等公共场所的公用物品要勤消毒。一经发现集体或家中有患者时，应注意隔离(隔离期至少7～10天)，其用具(特别是脸盆、毛巾等)要加强消毒，并单独使用。建议患者不要到公共浴室及游泳场所活动。理发店、浴室、旅馆、美容院等服务行业要做到"一人一巾"，用过即换，严格消毒。

205. 泼水活动为什么一定要注意用水安全？

近些年，有些娱乐单位在夏天会组织市民进行"泼水性娱乐活动"。杭州市疾病预防控制中心健康教育专家表示，举办这样的活动，一定要注意用水安全，以防"红眼病"的发生，并提出了具体的防范意见。

历史的教训不能忘。

2003年8月11日，杭州市疾病预防控制中心接到"12345"市长电话交办单：称有市民反映，在7月29日单位组织参加杭州某娱乐单位的"泼水节"活动后，陆续有90多人得了"传染性结膜炎"，目前病情仍在蔓延，现在无法正常上班，要求有关部门予以重视。接到交办单后，市疾控中心迅即派人进行流行病学调查，对"泼水节"的水样和现症患者的眼分泌物进行采样化验及病毒检测。目前已明确水质遭受了严重污染，造成"传染性结膜炎"(俗称"红眼病")的微生物是腺病毒。疾控专家对该病的预防与控制提出了具体意见。

调查发现，约有105人参加了这次"泼水节"活动。由于参加此次活动的人员来自杭州及绍兴等地，对能够联系上的32人进行调查，证实从7月30日至8月10日有30人发病，均有明显的眼刺激症状、眼结膜充血、眼睑水肿、畏光、流泪、烧灼感等，少数患者有发热、咽痛、耳前淋巴结肿大压痛，重症患者可见睑、球结膜高度充血、浆液性分泌较多。其中，8月1—5日的5天里发病人数较多，有21人，占发病数的70%。考虑到这些人一起参加"泼水节"活动，发病快，潜伏期短，发病时间相对集中，患者近半个月中无外出史，也没有到公共泳池游泳，其中7名就诊患者经医院诊断为结膜炎；夏秋季又是急性出血性结膜炎的流行季节，因此初步认定这是由水污染引起的急性出血性眼结膜炎。

为了能确诊，在最近几天里，市疾控中心又对所取水样进行化验，并对11位现症患者的眼分泌物样品进行病毒检测。该中心国家认可实验室经过反复的检验，出示结果：水样中菌落总数为7.7×10^4，正常值应小于100；总大肠菌群为46/100mL，正常值应为0；11份患者眼分泌物样品中，有10份含有腺病毒。这一检验结果终于查实，杭州某娱乐单位"泼水节"引起的这起群发急性出血性眼结膜炎事件的元凶是腺病毒感染。

六项措施预控"戏水"安全。

为加强对"红眼病"的预防与控制，市疾控中心专家提出六项预防措施：

(1)需加强对戏水场所的卫生管理与监督，这样的活动最好事先与杭州市卫生监督管理部门联系，争取在活动的全过程给予技术上的帮助与指导。

(2)泼水用的盛器(如脸盆、水枪等)事先进行清洁、消毒，所用的水必须是流动的清洁水，如自来水，现用现取，不能在事先放好水的水池中取水用。如所用的盛器(脸盆等)已沾土弄脏了，应立即换新的干净的使用。

(3)参加戏水的人，应事先滴用能预防和治疗急性出血性结膜炎的眼药水。一人一用，不能相互使用。戏水完毕，也要用眼药水滴眼，加以预防。

(4)如在泼水后发现眼睛不适，有"红眼病"症状，则一定要及时到医院治疗。家有患者则应采取自我隔离措施，防止家庭成员、群体间接触传染，隔离期至少7~10天。

患者洗脸用具严格隔离使用，每日煮沸消毒或开水浇烫。

家庭成员密切接触患者后用75%酒精消毒双手；平时也要勤洗手。

(5)已患"红眼病"的人，请不要参加泼水活动，尽量不去公共场所或参与社交活动。

(6)若出现"红眼病"流行，则应在此期间根据疫情，由有关部门责令暂时关闭游泳池、戏水场所，减少社交活动以避免扩大传播。

流行期间不宜采取集体式滴眼药水(应一人一用)，以防交叉感染。

206."红眼睛"就医有何好建议？

主要是对症治疗，局部应用抗RNA病毒或广谱抗病毒药物，如干扰素、利巴韦林等有效；如合并细菌感染，可合用抗生素滴眼液滴眼。注意不要与别人合用同一支眼药水。

207. 夏季阴雨潮湿天气如何防癣病？

阴雨潮湿天气推波助澜。

阴雨天气的潮湿环境可引发真菌活跃繁殖。一旦皮肤浅层被真菌感染后，足癣、手癣、体癣、股癣、面癣等皮肤病就会接踵而来。癣病瘙痒难忍，又难以彻底治愈，并且遇到适宜的条件更易复发。

癣病真菌喜好什么环境？

癣病真菌喜欢潮湿温暖的环境，最适宜的生长温度为25~26℃。空气中、动植物体上、人类粪便、地板上和土壤里，处处可发现致病真菌的踪影，感染人类的概率很高。

如何有效预防癣病？

(1)保护皮肤不破损。这是预防癣病最重要的一点。只要皮肤完整，真菌侵入的可能性就会大大降低。

(2)防癣要先防手足癣。人有了手足癣，体癣、股癣、面癣等皮肤病才会逐渐地蔓延开来。人患足癣的概率较高，约有70%~80%的成年人患有足癣。一般出现在脚趾缝隙和脚掌，先长出小水疱，患者有燥热、瘙痒感觉，过一段时间患处就会脱皮。手癣一般沿着掌心或者手指边界生长，有明显的生长区域，症状与脚癣相似。

(3)严格注意个人卫生。保持手足清洁干燥，尽量不用公用的浴盆、毛巾、拖鞋等。保持皮肤清洁干燥是防治癣病的基本要求，尽量分开生活用具是预防癣病传染的重要措施。治疗体癣时，若有手足癣、指甲癣，必须同时治疗，否则不能根除。

(4)皮肤有病不宜赤脚下水。手足癣等皮肤性传染病患者在多雨季节尽量不要下水，以免引起细菌感染，导致足癣的加重。不同的手足癣患者应在医生的指导下选择不同的外用抗真菌药。

(5)教育小孩不玩路面脏水。在雷雨季节，家长要教育小孩不要玩污水，遇雨天污水湿脚后，要尽快冲洗干净，可用1%的盐水对脚部进行浸泡，以免患上水浸性皮炎。少穿透气性差的雨鞋和运动鞋，内衣裤、鞋袜湿后要及时更换，清洗后用吹风机吹干。保持干爽是防止真菌感染的最好方法。

208. 为什么要建立伤寒和甲型副伤寒沙门菌分子分型数据库？

伤寒的预防控制已成为公共卫生的重点问题。

伤寒主要通过污染的水、食物及日常生活接触而引起传播。据世界卫生组织统计，全球每年新增伤寒病例1600万例，其中有60万病例死亡。伤寒在欧洲、北美等地区的发达国家已经得到有效的控制。但是，在我国，由于基础卫生设施相对落后，人们的卫生保健意识、卫生习惯较差，伤寒仍是一个严重的公共卫生问题。如何控制伤寒的流行是疾病控制工作中的突出问题，而鉴别传染来源与追踪传播途径又是其中重要的一环。近年来，杭州地区出现多起甲型副伤寒的高发与流行，在某些地区反复发生多次，已成为严重的公共卫生问题。

杭州建立伤寒和甲型副伤寒沙门菌分子分型数据库。

从2006年起，杭州市疾病预防控制中心微生物实验室的科研人员用了三年时间，完成了名为"建立杭州地区伤寒、甲型副伤寒沙门菌分子分型数据库"的研究课题（杭州市科技发展计划重点专科专病项目），为严重危害杭州市居民健康的伤寒与甲型副伤寒沙门菌共435株细菌建立了分子分型数据库。该课题已通过由7名专家组成的省级专家组验收，获得了很高的评价。

建立这样的数据库有什么作用？

现在的公安刑事侦案部门，只要鼠标轻轻一点，一个较为详尽的本地区或全国的犯罪分子的电子信息库就打开了。主要罪犯的面部、身体特征、身高、年龄、性别、性格、作案手法与犯罪记录及在押与在逃等各种能识别其身份与犯罪特征的信息都历历在目。一旦有案子，可迅速查对新嫌疑犯与已掌握的罪犯有无关联。

专家介绍，这项研究的目的与公安机关建立犯罪分子的信息数据库十分相似。有所不同的是，这项科研为了精确地确定近年来危害人们健康的致病微生物——杭州地区各种来源的伤寒、甲型副伤寒沙门菌的分子特征，以便将来杭州地区发生伤寒、甲型副伤寒疫情时，能将菌株分型的结果即时与数据库内的分型资料进行比对，确定"作乱"菌株与原菌株之间的亲缘关系，为该细菌的传染来源提供实验室线索，为疾控一线人员有效地干预控制伤寒、甲型副伤寒的发生提供依据。同时课题组还研究了伤寒、甲型副伤寒沙门菌分子分型与耐药型之间的关系，并用分子分型方法来鉴定传统检验方法通过表型难以鉴定的沙门菌。

数据库的数据是采用什么方法收集的？

科研组在2002—2008年的7年里，共收集到来自杭州疫情现场受污染的水、食物和患者腹泻物中435株不同的伤寒和甲型副伤寒沙门菌，其中伤寒沙门菌31株，甲型副伤寒沙门菌404株。这些细菌究竟有哪些分子特征呢？该中心的科研人员正在研究中。他们采用了先进的脉冲场凝胶电泳分型(PFGE)、多位点串联重复序列分析(MLVA)、多位点序列分型(MLST)三种分型方法对这些菌株进行分型，并进行了药物敏感性试验。通过多种基因检测手段发现，三种分型方法各有优点，可以互为补充。

杭州的伤寒与副伤寒菌有什么特点？

研究结果显示：MLVA方法具有较高的分辨力，揭示了杭州2006—2008年31株分离自散发疫情的伤寒沙门菌与东南亚国家的菌株存在着一定的遗传距离；MLST分型结果则提示，杭州菌株与东南亚、南美和非洲菌株有相同的型别；目前，杭州伤寒沙门菌的优势型别是ST2和ST1；发现了与之前研究发现所不同的伤寒沙门菌MLVA分型中TR3位点扩增的片段大小与串联重复序列的拷贝数不成正相关的原因；发现杭州市2002—2008年的甲型副伤寒疫情可能由同一克隆系的菌株主导；伤寒沙门菌在4个基因位点上(TR1、TR2、TR3、Sal02)多态性程度较高，可以作为今后伤寒沙门菌MLVA检测的位点；甲型副伤寒沙门菌在Sal 02位点的多态性程度较高，可以作为今后甲型副伤寒沙门菌MLVA检测的位点。PFGE、MLVA、MLST三种分型方法稳定可靠，可以利用分子分型技术来协助鉴定，通过表型鉴定难以区分的沙门菌。

数据库在食物中毒事件分析中起着巨大作用。

数据库建成后，有一"疑案"需要这位"高手"来断：杭州最近从一起食物中毒事件中分离到两株沙门菌和一株分离自住院患者的沙门菌。同时了解到食物中毒的两位患者主要表现为腹泻，并无发热等全身症状，而住院患者则既有腹泻症状又有发热症状，医生诊断为副伤寒。生化试验结果显示为甲型副伤寒沙门菌，而血清学试验结果显示为肠炎沙门菌。结果用这一数据库比对，三株菌都是肠炎沙门菌，从而正确区分了乙类、丙类传染病的病原菌(伤寒与副伤寒是乙类传染病，而由其他沙门菌引起的感染性肠炎是丙类传染病，两者在传染病响应级别和处置方式上都不一样)，同时保证了用药的准确性。

209. 服用驱虫药应注意哪些问题？

小筱上全托式小学后的第一个假期里，把平日对爸爸妈妈的依恋化成了实际行动，每天都跟妈妈挤在一起，就连睡觉也不例外。

一天，小筱妈妈晚上醒来发现小筱磨牙磨得起劲，于是第二天马上给当儿科医生的同学刘医师打电话，咨询小筱是不是得了蛔虫症。刘医师分析了小筱的情况，考虑磨牙的原因不一定就是有蛔虫，也可能跟小孩子太兴奋有关系。当然，如果小筱妈妈还是担心有蛔虫会影响小筱的生长，可以选择服用阿苯达唑（商品名肠虫清）一次。

最后，刘医生结合他所掌握的情况，提出应当特别注意以下问题。

驱虫药不可当"饭"吃。

小孩肚子痛、磨牙并非都是由蛔虫引起的。有些家长在孩子出现这些情况时，第一反应就是"该打蛔虫了"，有时瞎猫碰到死耗子，果真打出蛔虫来，于是就把这种方法当成"万能钥匙"，隔三岔五给孩子吃两片；或者一次打虫没见到虫体，觉得药效不够，于是再加强一次或者数次。殊不知，虽然现在的驱虫药与传统的驱虫药相比毒性降低了，如常用的肠虫清在口服后绝大部分不被人体吸收，24 小时内即随粪便排出体外，只有 5% 在体内完成杀灭组织内的幼虫、肠道内的成虫和虫卵的任务，但仍有可能产生肝功能损害等副作用。经常服用这些驱虫药，毒副作用会累积。

一般来说，一年服用 1～2 次驱蛔虫药比较妥当，而驱虫的最佳时机就是秋季。因为夏季食用生冷食物较多，感染蛔虫的概率也较大。到了秋季，虫卵孵化成幼虫，此时服用驱虫药可谓是"天时地利"。

驱虫时需"忌口"。

一般在药店买肠虫清时，药剂师会提醒在空腹或睡前服用，这样可以提高药物在肠道内的浓度，提高杀虫效果。

在服药的当天，应少吃大鱼大肉，这是因为大多数驱虫类药物属于脂溶性药物，过多的油脂性食物会影响驱虫药在肠道的疗效，还会促进驱虫药的吸收，增加它对人体的毒性。此外，如红薯之类的会产气食物也要少吃，因为进食这类食物后可能产生大量的气体，引起消化不良，影响肠蠕动，进而导致腹胀、便秘。还要注意少吃辛辣等刺激性食物和热性食物，如辣椒，这是因为此类食物容易引起便秘，可能会影响虫体的排出。

驱虫需注意年龄。

肠虫清的药品说明书提示两岁以上的儿童及成人一次服用2片，但对于2岁以下的孩子，一般考虑到驱虫药的肝功能损害副作用相对较大，不建议服用驱虫药驱虫。

210. 空肠弯曲菌食源性感染是怎样发生的？

空肠弯曲菌的真面貌。

空肠弯曲菌是人类腹泻最常见的食源性病原菌之一。空肠弯曲菌广泛存在于自然界中，存在于各种动物的肠道内，并随大便排出而污染环境。国内已发现的带菌动物中，鸡的感染率最高，多数在50%以上。在有的地区，猪的带菌率高达90%以上，也是不容忽视的重要传染源。

空肠弯曲菌发病有哪些症状？

空肠弯曲菌可感染各年龄段的城乡居民，儿童发病率比成年人更高。夏、秋季高于冬、春季。专家在家禽、狗、猫、羊和牛的肠道中也发现过本菌。空肠弯曲菌是禽类肠道正常寄生菌（带菌而不发病），人类主要通过饮食或与动物直接接触感染。

儿童感染率较高。该菌对胃酸敏感，一般摄入超过1万个细菌便能感染。细菌在小肠内增殖，侵袭上皮，引起炎症。发病者身体损害主要表现为痉挛性腹痛、腹泻、血便等，也可出现发热、头痛、不适等临床表现，病程一般为5～8天。会不会致病及致病程度与肠毒素、内毒素、细胞毒素的侵袭力有关。人感染生病后能产生特异性血清抗体。

感染空肠弯曲菌可能会引发格林-巴利综合征。

格林-巴利综合征的主要特征是感染发病后1～3周，突然出现剧烈的神经根疼痛（以颈、肩、腰和下肢为多），呈急性进行性对称性肢体软瘫，主观感觉障碍，腱反射减弱或消失。具体表现如下：

运动障碍：四肢和躯干肌瘫是本病的最主要症状。一般从下肢开始，逐渐波及躯干肌、双上肢和颅神经，可从一侧到另一侧。病情通常会在1～2周内发展至高峰。一般近端瘫痪较远端重，肌张力低下。如呼吸、吞咽和发音受累时，可引起自主呼吸麻痹、吞咽和发音困难而危及生命。

感觉障碍：一般较轻，多从四肢末端的麻木、针刺感开始。也可有袜套样感觉减退、消失或过敏，以及自发性疼痛，压痛以腓肠肌和前壁肌角明显。偶尔可见节段性或传导束性感觉障碍。

反射障碍：四肢腱反射多是对称性减弱或消失，腹壁、提睾反射多正常。少数患者可因锥体束受累而出现病理反射征。

自主神经功能障碍：初期或恢复期常有多汗，汗臭味较浓，可能是交感神经受刺激的结果。少数患者初期可有短期尿潴留，是由于支配膀胱的自主神经功能暂时失调或支配外括约肌的脊神经受损所致；大便常秘结；部分患者可出现血压不稳、心动过速和心电图异常等。

颅神经症状：半数患者首先有颅神经损害，以舌咽神经、迷走神经和一侧或两侧面神经的外周瘫痪较为多见。其次为动眼神经、滑车神经、外展神经。偶见视乳头水肿，可能为视神经本身炎症改变或脑水肿所致，也可能与脑脊液蛋白的显著增高，阻塞了蛛网膜绒毛，影响脑脊液吸收有关。根据感染发病后突然出现对称性的四肢远端感觉障碍、运动及营养障碍和腱反射消失即可确诊本病。

空肠弯曲菌感染如何预防？

(1)及时诊治。本病的预防在于及时诊断和治疗患者，以免引发传播。

(2)切断传播途径。加强家畜和家禽对人传播可能性的宣传教育，切断传播途径。

(3)注意饮食和饮水卫生。

211. 儿童如何预防秋冬季腹泻？

入秋后，儿童腹泻有点多。

家住杭州江干区均已30岁的小杨夫妇，今年"升级"当了爸爸、妈妈。可才几个月的孩子自入秋后，老是腹泻，就是进入了冬季，也是这样。排出的粪便如水样，混杂一些不消化吸收的食物，还有发热，一般7天左右慢慢好转，这种似乎有周期性的腹泻搞得小夫妻和家里老人手忙脚乱，心里十分着急。近日，小杨打电话向杭州市疾控中心值班室专业人员咨询，有什么好办法让孩子不再腹泻。据了解，最近，有不少家长打来类似电话。同时，杭城一些综合性医院儿科门诊接到这样的小患者也比往常多不少。该中心有关专家对此作了解答，并对如何预防儿童秋冬季腹泻提出了具体意见。

9—12月是秋季腹泻高发期。

该中心传染病防制所所长、主任医师谢立介绍说，像小杨孩子这样的腹泻，很可能是小儿秋冬季腹泻。这类腹泻一般多发生在每年的9月中旬至12月，10月至12月初为高潮，此时期正好是秋季和初冬期。这种腹泻的特点是：大便呈水样便，腹泻的同时还有发热和轻度呕吐，一半小患者可出现咳嗽等呼吸道症状。现已查明，儿童秋冬季腹泻的病因多数是轮状病毒感染。轮状病毒在秋天、初冬气温下降时滋生很快。因为小儿的抵抗力弱，耐受力比成人差，身体的免疫系统不能很快适应此时期天气的突变，因而容易受到病毒侵袭。轮状病毒可通过呼吸道传播，也可通过粪—口途径传播，幼儿还可通过接触被污染的手和玩具等物品而被感染。轮状病毒对肠道侵犯最为严重，可引起胃肠道感染性腹泻。此病毒不仅能引起肠道吸收功能障碍，破坏营养物质在肠道内的分解，而且这些不能分解吸收的营养物质还会从肠壁吸收水分，从而形成稀水样的粪便。

秋季腹泻有哪些发病特点？

专家认为，容易发生秋冬季腹泻的孩子有以下特点：孩子年龄较小，一般在2岁以内；家长或看护人不注意卫生，清洁意识差；小儿饭前便后不注意洗手消毒；以往曾患腹泻；饮用不洁水；幼童间互相接触传染等。

如何预防秋季腹泻？

知道这些原因后，预防就可以采取针对性强的措施。

(1)特别注意饮食卫生。2岁以内的孩子，家长要特别注意饮食卫生，婴幼儿使用的奶瓶及用具要定时消毒，不用时要用清洁布盖好。因为奶瓶容易受污染，应尽量用水杯和碗勺代替奶瓶。婴幼儿食品不能放置太长时间，最好做一顿吃一顿。

(2)养成良好的卫生习惯。家长或看护人以及小儿饭前便后要用洗手液(或肥皂)彻底洗净双手；保证饮用洁净水；不吃变质食物，生吃的瓜果要洗净；避免孩子间的接触传染等。

(3)免疫接种也是预防手段之一。该疫苗叫轮状病毒活疫苗，对预防儿童秋冬季腹泻能起到一定作用。它是通过口服接种的。接种对象为5岁以下婴幼儿，推荐初始年龄从2月龄开始。杭州市在2010年预防接种任务中(共有20种疫苗)也将预防该腹泻的疫苗列入其中。该疫苗采取"自愿、自费"原则，愿意接种的家长可以带孩子到居住地附近的预防接种点接种。

212. 为什么要用相关疫苗来预防小儿秋季腹泻？

　　杭州要采用效果较好的轮状病毒疫苗来对付小儿轮状病毒腹泻(即小儿秋季腹泻病)。广大城乡居民闻讯后，有很多问题。杭州市疾控中心免疫预防所所长、主任医师许二萍就市民关心的问题作了集中解答。

　　问：为什么要用疫苗来对付这种病？

　　答：轮状病毒感染性腹泻是婴幼儿急诊和死亡(除呼吸道感染之外)的第二位病因。在发展中国家，情况更加严重，儿童腹泻占整个病死率的15%～34%。我国每年大约有1000万婴幼儿患轮状病毒感染性胃肠炎，占婴幼儿总人数的1/4。我国科学家经过20多年的努力，几乎和美国科学家同时攻克了这一世界性难题，现已成功研制了轮状病毒活疫苗，可以有效预防婴幼儿轮状病毒腹泻。

　　问：适合哪个年龄段的孩子，用何种方式免疫？

　　答：主要用于5岁以下婴幼儿，最适宜年龄为2个月至3岁的儿童。轮状病毒疫苗以口服方式接种。

　　问：该疫苗安全性能如何？

　　答：该疫苗已在我国部分地区推广使用很多年，没有发生过严重的副作用。从这些年掌握的数据来看，其安全性没有问题。

　　问：该疫苗是免费的，还是自费的？如果是自费的，费用高不高？

　　答：轮状病毒疫苗是二类疫苗，疫苗接种的原则是"自费、自愿"。该疫苗要服用两剂次，每位儿童的费用约为170元。

　　问：疫苗的保护力高不高？

　　答：该疫苗对婴幼儿的保护率在80%左右，应该说还是比较高的。

　　问：服用该疫苗，要注意什么？

　　答：患危重疾病、急性或慢性感染的儿童，患急性传染病及发热者、腋温超过37.5℃者严禁接种。如孩子还有其他疾病或不适，要在接种前向接种点的医生讲明，让医生判断是否可以接种该疫苗。

　　问：到哪里去接种？

　　答：可到孩子居住地附近的接种点接种。

213. 对付食品沙门菌污染有何好办法？

据新华网2012年4月4日报道，从该年的1月28日至3月23日，美国至少19个州93人感染沙门菌。对此，杭州市广大市民十分关注，电话询问的问题还真不少，如沙门菌是一种什么样的细菌、杭州市场上的食品安全怎么样、市民对此应如何防范等。杭州市疾控中心微生物检验科主任潘劲草博士和斯国静主任技师对此进行了详细解答，并提出了相应的防范措施。

鸡蛋污染事件回放。

据了解，这次美国沙门菌事件，原因是生鸡蛋中污染有肠炎沙门菌，多数患者是生食或半生食鸡蛋后染病的，而这些鸡蛋都是由爱荷华州一家食品公司生产的。目前，5.5亿枚可疑的"问题鸡蛋"已经被紧急召回。

认识沙门菌病真面貌。

非伤寒沙门菌感染是指伤寒、副伤寒以外的各种沙门菌所引起的急性传染病。沙门菌病是一种人畜共患病，主要传播源为禽肉、禽蛋，人感染后会出现发热、腹泻、呕吐等典型症状。非伤寒沙门菌毒力或致病力相对较弱，多数患者不需服药即可自愈，病程为3～7天，一般预后良好。婴儿、老人及那些已患有某些疾病的患者或免疫损伤患者应就医治疗（严重感染者不救治也有生命危险）。沙门菌携带者不可从事食品生产、销售等相关工作，除非获得医生的许可。

杭州定期检测食品沙门菌。

肉类和禽蛋是导致人们感染这种病菌的主要源头。从2007年开始，杭州市疾控中心每年都对主城区范围内的农贸市场、饭店、超市进行食品抽样，检测污染物指标。其中，对生鲜和冷藏的鸡肉、猪肉、牛肉、羊肉、生食的蔬菜、凉拌菜和熟肉制品都要检测有无沙门菌。

每年的5—10月是肠道疾病高发期，杭州市疾控中心在这段时间里至少进行四次随机抽检，采集样品近百份。2007—2009年，检测到沙门菌阳性率比较低，均在生鲜和冷冻食品中检出，熟肉制品中则没有发现沙门菌。2010年以后情况都比较好，已经进行的两次抽检和对食品企业送检的鸡蛋检测中均未发现沙门菌。

杭州近年未发生该菌引发的食物中毒。

潘劲草博士介绍，从杭州市疾控中心掌握的情况看，近几年里，杭州未发生因沙门菌引发的暴发性食品中毒。他说，其实人们摄入沙门菌并不一定染病。在正常生理情况下，人体胃内酸度、寄居于肠道内的正常菌群以及肠黏膜下的淋巴组织均具有抵御沙门菌入侵的重要作用。但若摄入的病菌过多、人体胃酸分泌减少、滥用抗生素引起肠道菌群失调、长期使用肾上腺皮质激素及全身抵抗力降低等，则易患沙门菌病。这次美国暴发的疫情之所以这么严重，与美国人的饮食习惯有一定关系，如生食和半生食鸡蛋等。

如何有效防范沙门菌？

潘劲草博士指出，令人欣慰的是，杭州市民中有生食蔬菜或生食、半生食鸡蛋习惯的人很少。他就如何防范沙门菌，给杭州市民提出七点建议：

(1)食材一定要洗净。鸡蛋在烹饪之前，最好用清水充分冲洗外壳。因为鸡蛋的外壳容易粘上鸡粪，在加工过程中，尤其是半熟状态的鸡蛋，就有可能被鸡粪中的沙门菌污染，成为传播沙门菌病的祸首。肉类、蔬菜也可能携带沙门菌，同样需要做到多用清水冲洗，确保洗净。

(2)食物一定要煮熟。沙门菌在外环境中的生存能力很强，在水中可存活2~3周，在粪便中能生存1~2月，在冰冻的土壤中生存可达半年之久，最适合的繁殖温度是37℃左右，因此常常在夏季导致人类食物中毒。但它对热的抵抗力不强，在60℃中15~30分钟就会死亡。高温烹煮是最好的杀菌方法。鸡蛋一定要加热至蛋黄和蛋清均完全凝固后，才能保证安全。

(3)生、熟食物分开存放和加工。从检测结果看，生的食材中带有沙门菌的比例高，而经过高温炖煮的食物中几乎没有沙门菌。因此，在家中加工处理生鲜食物要用单独的器具，如刀、砧板和其他用具。生、熟食物要用不同器皿分开存放，不要生熟混放。尤其在冰箱里，剩菜和生的原料(如蔬菜)不要混放，要有相对严格的分区，或者简单包装(如放在保鲜盒内)后再混放。此外，市民还应注意，盛放原料的容器不经清洗加热消毒，不能直接盛放做好的菜品，同时家里的容器要定期用水煮等方法消毒。

(4)喝开水。喝经消毒处理后的开水，不喝生牛奶。

(5)勤洗手。便后、换尿布后、接触宠物后，尤其是在准备食物或就餐前，都应仔细洗净双手。

(6)生肉处理要小心。生家禽肉、牛肉、猪肉均应视为可能受污染的食物，条件允许时，新鲜肉应该放在干净的塑料袋内，以免渗出的血水污染其他食物。处理生肉后，未洗手前勿舔手指、接触其他食物或抽烟。

(7)保证砧板卫生。每处理一种食物后，务必将砧板仔细洗净，以免污染其他食物。

如何避免"蛋中毒"？

对于如何防止因食用问题鸡蛋而染病，市防控中心有关专家对广大市民提出了如下建议：

(1)选购新鲜鸡蛋，尽量选购正规品牌企业的鸡蛋。

(2)买回家的鸡蛋要放入冰箱冷藏，防止鸡蛋变质。

(3)鸡蛋烹饪前，最好能用温水冲洗蛋壳，除去外面的污染物，以防磕壳时，把外面的细菌带入。不准备烹饪的生鸡蛋则不必这样处理。

(4)破损与破损后被污染的鸡蛋以及粘壳的鸡蛋，最好不要食用。

(5)不生食鸡蛋。鸡蛋一定要煮熟吃，煮熟到蛋清与蛋黄都凝固的程度。煮熟的鸡蛋，一时吃不完，要及时放入冰箱冷藏室保存，在温暖处或室内存放最好不要超过2小时。

(6)外出用餐时，避免接触生蛋的各类餐具，避免食用含不熟蛋类的各类食品，小孩和老人更要注意避免。

214. 为什么要定期监测食品安全风险？

市民每天吃的食品安全吗？

小龙虾事件一波未平，某品牌茶油中发现致癌物质一波又起。老百姓常问，我们每天吃的食品到底安不安全？这个问题现在有了答案！目前，我们获悉，为了消除广大市民心中的疑惑，杭州市疾控中心已在杭州范围内初步建立起一个"食品安全风险的监测网络"。其职责是：对杭州市的食品安全进行定期抽样检测，持续、系统地收集社会人群发病情况、食品污染以及食品中有害因素等食源性疾病的监测数据及相关信息，以确保及时发现和有效处置食品安全问题，并为有关部门调整食品安全策略、发出预警提供科学依据。

市疾控新举措：成立专门部门防控食品安全风险。

据杭州市疾病预防控制中心主任赵国秋介绍，为了有效防控全市的食品安全问题，该中心最近在省内率先成立了营养与食品安全所，把全市的食品安全防控作为其主要职责，专门负责这一网络的定期监测并及时通报。同时，按照浙江省食品安全风险监测的统一要求，组织制定了本行政区域的食品污染物监测计划及杭州市食源性疾病社区人群主动监测方案，定期做好食品样品采集、检测和社区人群调查。目前，这一监测网络初步建成，已开始实时监测杭州市的食品安全问题。

赵国秋主任指出，食品安全风险监测网络与各种危害市民健康与生命安全的传染病监测网络一样重要。它们是广大市民生命与健康的两张保护网。

定期监测之一：超市、菜场、饭店的食品定期抽查。

杭州市疾控中心营养与食品安全所副所长朱晓霞告诉笔者，该中心针对市民需求量最大的生鲜和冷藏的鸡肉、猪肉、牛肉、羊肉、生食的蔬菜、凉拌菜和熟肉制品等，定期对主城区范围内的农贸市场、饭店、超市进行食品抽样，检测包括沙门菌在内的8种主要食源性及主要理化污染物。半年来，已经对70余份各类食品检样进行了主要食源性致病菌及农药、兽药、重金属等各类理化污染物的监测，并根据监测结果进行汇总分析，提出了食品安全警示。

另外，针对我国近期发生的重大食品安全事件进行特定食品专项检测，如配合全国乳制品集中清查专项行动，进行了杭州市乳品的三聚氰胺专项检测，并向卫生行政部门上报数据。

定期监测二：有多少市民吃坏了肚子要定点监测。

朱晓霞副所长介绍说，从2010年7月开始，该中心营养所对西湖区、淳安县两个监测试点社区人群开展食源性疾病主动监测，有多少市民吃坏了肚子，疾控专业人员掌握得一清二楚。专业人员在这两个监测点，每月随机抽取200户家庭进行入户调查，记录有多少人在过去的一个月中因为吃了不洁食物而得病，并将相关信息录入数据库。同时，在江干区设立定点监测医院，对去监测点肠道门诊就诊的腹泻患者都要进行病原体检测，查找致病的细菌或寄生虫。

定期监测三：医院发现与食品相关的疑难杂症及时上报。

朱晓霞副所长说，与传染病的流行病调查一样，医院发现吃了特定食物出现的异常病例后，要及时上报，这是监测网络中最新的一个环节，全省已确立杭州、嘉兴、湖州作为试点城市。杭州已于2010年年底推出。目前，杭州有6家医院已列入这一监测网络，分别为邵逸夫医院、浙江省儿童医院、浙江大学医学院附属第二医院、杭州市第一人民医院、杭州市第六人民医院和余杭区第一人民医院。只要这6家医院中发现以下与食源性相关的异常病例和情况，就须逐级报告，如疾病的临床表现和流行病学特征用现有的专业知识和临床经验难以解释的病例；临床少见且原因不明的病例，以及当同一医疗机构接诊类似患者数大大超过既往水平时。这些监测点医院将通过全国统一的"食源性疾病"网络报告系统逐级报告，视情况的严重程度，各相关疾控部门会组织专家到现场核查，及早发现致病原因，并采取相应防控措施。

朱晓霞副所长最后指出，杭州的食品安全风险监测网络将根据实际情况逐步完善，最后完全覆盖杭州各区、县，并延伸到农村地区。

215. 海洋创伤弧菌感染你听说过吗？

身体壮实的陈老伯中了招。

69岁的陈大伯在浙江象山县海边住了一辈子，两个女儿成家后，大伯一个人独居。陈大伯最喜欢吃着海鲜、喝点老酒。

三天前，陈大伯忽然发起高烧，一开始他不想惊动孩子，以为熬一熬就过去了。第二天，烧没有退，腿上开始长出水泡，皮肤变黑，眼看着水泡一点点扩大，大伯有点慌了，这才让女儿陪着一起到象山县人民医院看病。当时，老人神志还清醒。但是，他的病情发展很快，医生又让患者赶紧转送宁波大医院治疗。当被送进宁波市第一医院时，陈老伯右小腿已经肿得比正常粗了一圈，皮肤发黑。

原来是罕见的海洋创伤弧菌作乱。

经验丰富的急诊科主任宗建平接诊后，觉得此病很像较罕见的海洋创伤弧菌感染所致。他的根据是：大伯的症状与海洋创伤弧菌感染高度相似，患者平时爱喝酒，又曾经患过黄疸肝炎，而且就住在海边。这一切都指向一个方向——海洋创伤弧菌感染。后来，细菌培植化验证实了这一判断。

不必惊慌，一般人不会感染。

针对市民的高度关注，专家指出，对这类疾病不必恐慌，它的发病率很低，一般人不容易被感染，哪怕是吃了受海洋创伤弧菌感染的海鲜或者在海里玩。但是，高危人群要小心了，一旦发病，48小时内死亡的概率超过50%。

免疫力差的高危人群要特别注意防范。

那么，哪些是海洋创伤弧菌感染的高危人群呢？专家指出，以下人群，若感染此菌容易造成严重感染：酒精性肝硬化，原有肝病（包括原因不明的肝硬化），慢性肝炎，酗酒，遗传性血色（铁）沉着病，有慢性疾病包括糖尿病、风湿性关节炎、地中海型贫血、慢性肾衰竭、淋巴瘤等。

海洋创伤弧菌是如何被感染的？

该弧菌普遍生存在海洋中，感染途径一般有两种：①食入含有海洋创伤弧菌的食物，如生蚝、蚌类等海产及生鱼片；②从皮肤直接感染，如挖生蚝时皮肤上有伤口，海洋创伤弧菌就会侵入体内。

如何有效预防海洋创伤弧菌？

针对性预防措施之一：少吃或不吃生冷食物，尽量将水产品煮熟吃。

针对性预防措施之二：避免受伤或将皮肤伤口暴露在海水中。

链接：吃这些海鲜时同样要小心。

受污染的淡菜易引起腹泻。

2012年5月份，受赤潮影响，浙江淡菜受到了较大污染，宁波、舟山等地上百位居民出现腹泻症状。这与赤潮暴发有关联，一般在赤潮退去45天后，淡菜就可以吃了。除了淡菜，生吃毛蚶、牡蛎等贝类水产品会引发多种疾病，比如伤寒、副伤寒。2005年年初，宁波伤寒暴发，起因就是居民生食或吃了没熟透的被伤寒病菌污染的毛蚶与牡蛎。

这些小海鲜易引起甲肝传播。

另外，生吃或半生吃毛蚶、泥蚶、蛤类、牡蛎、蟹等，容易造成甲肝传播。

吃得不卫生，易引发寄生虫病。

生鱼片、生鱼粥、醉虾蟹应采用涮或烧烤方式烹煮，海鲜未熟透或者炊具、容器生熟不分，极易引发食源性寄生虫病，如肝吸虫、肺吸虫、姜片虫及广州管圆线虫病等。

216. 为什么"双节"期间，要慎食小龙虾？

在2010年的中秋和国庆佳节放假前夕，杭州市疾病预防控制中心有关专家发出温馨提示，希望广大市民在"双节"期间，要始终注意饮食安全，过一个健康、欢乐、祥和的节日。

该中心营养与食品安全所副所长朱晓霞指出，无论是中秋节还是国庆节，广大市民欢度节日的主要内容之一均与吃喝紧密相关。特别是不少外出旅游和探亲访友的市民，其食品安全更是应时刻牢记。回顾以往发生的情况，专家提出如下具体建议：

在外请客吃饭，要注意两个选择：①最好选择卫生条件良好，食品卫生监督部门有良好卫生评价的就餐场所。餐饮业的食品卫生评价有A、B、C三个等级(A级最好，B级次之，C级最差)，这是卫生部卫生等级量化管理的要求，各城市都在实行；②要选择安全的菜肴，选择时尤其要注意观察菜肴的颜色和外观是否正常，是否混有异物，进食时是否有异味或异常感觉，如发现有异常，就要立即停止食用。

绝不吃河豚、野生蘑菇等高风险食品，也不要自行采摘食用野生蘑菇。对于野生蘑菇，一般人无法确认其是否有毒，所以千万不要冒这个风险。

慎食海(河)产品，不要为了贪鲜而生食，要尽可能烧熟煮透再吃；注意四季豆也会使人中毒。

专家对是否进食小龙虾提出的建议是——要慎食！因为小龙虾往往携带一些细菌和有毒物质，也可能携带了大量的肺吸虫，如果为贪鲜而生吃或吃半生小龙虾，不仅容易发生食物中毒，而且有导致肺吸虫病的风险。

最后专家强调，在外就餐时，要多留个"心眼"。结账买单时，应向就餐的饭店、宾馆、酒楼等餐饮业索取并留存消费发票等有关凭证。就餐后，一旦发生恶心、呕吐、腹痛和腹泻等食物中毒的典型症状，要及时到医院就诊，怀疑是食物中毒的，应向当地卫生行政部门和食品药品监管部门投诉举报。要注意保留好消费凭证、病历卡、检验报告、剩余食品、吐泻物、排泄物等相关证据，避免因错过最佳的调查时机以及无证据而导致食物中毒无法认定。

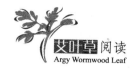

艾叶草·健康自我管理必备书

在阅读中收获健康，让"健康"成为一种习惯

什么是"艾叶草健康自我管理必备书"？

  世界卫生组织研究发现，个人的健康和寿命60％取决于自己。我们"艾叶草"图书的理念就是"健康地传播健康知识"。这个品牌的每一本书都是经过精心挑选、专家审核认定的，力求将科学的健康知识传递给您，充分挖掘您的健康潜能，为您和您的家人送去一份健康。

"艾叶草健康自我管理必备书"的特点

1. **精选**：通过专家审稿，将科学的健康知识传达给全民。
2. **悦读**：以精练的语言、富有创意的形式传播健康文化。
3. **益身**：通过阅读，健康潜移默化地成为一种生活的习惯，提高生活品质。

"艾叶草阅读"书目

《健康膳食248问》

《传染病防治216问》

《慢性病防治200问》

《骑行，健康才是正经事》

《社区居民健康自我管理手册》

《标本兼治看胃病——30年诊疗经验》

《那把柳叶刀——剥下医学的外衣》

《健康，几秒钟的事——数字里的健康密码》

《怎样吃才营养又健康——著名营养学教授的饮食指导》

《舌尖上的"毒食"——越吃越恐怖的N种食物》

《顺自然而动——最健康的自然养生法》

《一分钟自诊自疗，做自己的主治医生》

《高血压诊断与治疗》

《癌症不可怕——30年肿瘤诊治手记》

《植物药的识别及临床实用手册》

《中药治疗常见病速查手册》

《中药治疗常见病通用手册》

◎ 在哪里可以买到艾叶草系列图书？

1. 全国各新华书店

2. 当当网、京东商城、亚马逊卓越等图书销售平台

3. 天猫图书专卖店http：//zjdxcbs.tmall.com

标本兼治看胃病——30年诊疗经验

治疗胃病从认识胃的结构和消化过程入手

培育好您的后天之本，与胃一起快乐生活

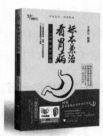

生活中不经意间的细微的致病因素，也可以慢慢累积起来伤胃，我们的胃怎能经受得住这种长年累月的折磨？中医在两千多年前就强调"治未病"的重要性，今天的我们更应该采取积极的预防措施，来保护胃的健康。

这是一本让你走出治疗、预防胃病误区的佳作。相信通过本书，你能清楚地认识胃与生命、疾病与健康的关系，懂得运用合适的方式方法改善它们的关系，即便在患上胃肠疾病后，仍然能够重新建立起胃肠与生命系统的高度和谐。

作者：王来法
ISBN：978-7-308-11766-1
定价：29.00元

本书专门介绍了一些如何及早发现胃病，防治胃病，最终彻底远离胃病的基本原则和通俗易学的方法。

慢性病防治200问

近70种常见慢性病，如何合理健康饮食、科学运动锻炼，

如何护理、预防复发，怎样运用自我按摩，怎样进行精神调养

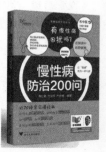

心脑血管疾病、恶性肿瘤、糖尿病、慢性呼吸系统疾病等慢性病严重影响了人民群众的身体健康。

本书围绕高血压、糖尿病、慢性支气管炎、肺气肿、慢性胃炎、便秘、脂肪肝、胆囊炎、肝硬化、慢性肾炎、结石、前列腺增生、贫血、高脂血症、痛风、风湿性关节炎、婴幼儿腹泻、颈椎病、骨质疏松、多动综合征、妇科炎症、乳腺增生、子宫肌瘤、慢性鼻炎等近70种常见慢性病，讲述良好的生活方式、合理的健康饮食、科学的运动锻炼。常见慢性病如何辨识，如何预防，如何进行穴位按摩，如何锻炼，如何调整饮食，如何护理，如何预防复发，怎样进行精神调养。

作者：施仁潮　竹剑平　严余明
ISBN：978-7-308-12909-1
定价：29.80元